ADIÓS A LA INFLAMACIÓN

SANDRA MOÑINO

@ nutricionat_

ADIÓS A LA INFLAMACIÓN

RECUPERA TU SALUD, RETRASA EL ENVEJECIMIENTO Y SIÉNTETE MEJOR QUE NUNCA

HarperCollins *Español*

ADIÓS A LA INFLAMACIÓN. Copyright © 2024 de Sandra Moñino Costa. Todos los derechos reservados. Impreso en los Estados Unidos de América. Ninguna sección de este libro podrá ser utilizada ni reproducida bajo ningún concepto sin autorización previa y por escrito, salvo citas breves para artículos y reseñas en revistas. Para más información, póngase en contacto con HarperCollins Publishers, 195 Broadway, New York, NY 10007.

Los libros de HarperCollins Español pueden ser adquiridos con fines educativos, empresariales o promocionales. Para más información, envíe un correo electrónico a SPsales@harpercollins.com.

Publicado originalmente por HarperCollins Ibérica en España en 2024

PRIMERA EDICIÓN DE HARPERCOLLINS ESPAÑOL, 2025

Imágenes de interior: Shutterstock y Freepik
Ilustración permeabilidad intestinal, página 102: Dreamstime
Ilustración menopausia, página 143: ©Tatiana Calderón Brocal

Este libro ha sido debidamente catalogado en la Biblioteca del Congreso de los Estados Unidos.

ISBN 978-0-06-342811-9

25 26 27 28 29   HDC   10 9 8 7 6 5 4 3 2 1

A todas las personas que sufren en silencio.
A Alberto 🖤.
A mis padres, Mari y Rafa.
A mi hermana, María.
A mis abuelos... Abuelita ⭐.
A mis pacientes bonicas y al equipo que hay detrás de Nutriciónate.

Y a mí misma.

Índice

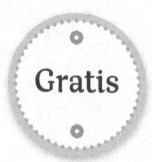

Gratis

Reto antiinflamatorio de 3 días

Con la compra de este libro tienes incluido el reto con el que he ayudado a miles de personas a reducir la inflamación y perder peso.

Incluye:

Lista de la compra para poder organizarte y ahorrar tiempo.

○

Plan antiinflamatorio de 3 días.

○

Recetas variadas, saciantes, divertidas y sencillas.

○

Vídeos de formación con consejos.

Para poder realizarlo solo tienes que escanear
con tu móvil este código qr:

https://nutricionate.com/reto-libro/

*Si ya has realizado alguno de mi retos tienes que saber que todas las recetas antiinflamatorias son nuevas.

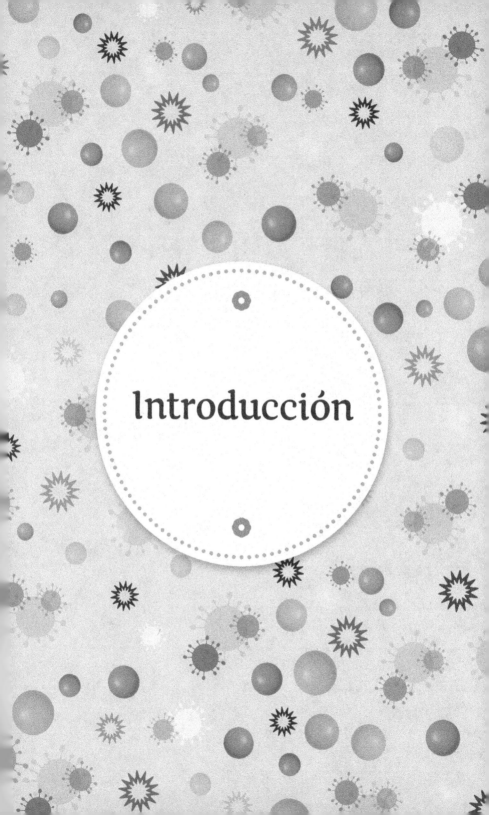

Introducción

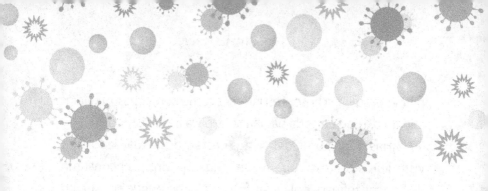

Dificultad para perder peso, hinchazón abdominal, molestias digestivas, gases, dolores de cabeza frecuentes, insomnio... ¿Te suena? Son los principales signos de inflamación. La gran mayoría de la población sufre inflamación crónica y no lo sabe. Es algo muy común hoy porque está muy relacionado con el estilo de vida que llevamos.

Siempre pregunto a mis pacientes al inicio de las consultas cómo creen que se alimentan y la respuesta es parecida: piensan que lo hacen bien y la realidad es que ni se acercan. Existe mucha desinformación al respecto. Bueno, igual diría que hay sobreinformación, ¿no crees? Todo el mundo habla de nutrición, pero cada persona opina una cosa distinta. Unas recomiendan el pan de centeno, otras el de trigo sarraceno, hay quien dice que las harinas son el mismísimo demonio y quien asegura que no podemos vivir sin ellas.

Hay tantos mitos y tanta información que nos volvemos locos: «el huevo aumenta el colesterol», «no comas fruta por la noche que engorda», «elimina la patata si quieres perder peso», «una copita de vino al día es buena para el corazón», «hay que tomar leche descremada» o «el queso está prohibido si quieres perder peso». Y si buscas en internet cómo perder peso, te darás cuenta de que en cada página se explica algo distinto.

¡Hasta los libros del colegio están desactualizados! He visto libros de texto que recomiendan priorizar el consumo de harinas refinadas al de las frutas. ¿Cómo puede ser que no nos informemos bien sobre algo que repercute de manera tan directa en nuestra salud?

Y todavía nos confundimos más cuando vamos a comprar al súper. Es muy fácil encontrar las típicas galletas ricas en fibra que bajan el colesterol. Y la realidad es que están repletas de ingredientes proinflamatorios que hacen el efecto contrario. El dinero lo mueve todo. Debido a distintas estrategias de *marketing* que veremos más adelante y a la sobreinformación que hay sobre la alimentación, estamos cada vez más confundidos y más inflamados.

Otro punto que repercute en esta inflamación es que comer saludable lo hemos relacionado con dietas estrictas y que no nos apetece hacer. Comer insano lo asociamos a un proceso divertido, sabroso y que está más normalizado. Esto nos inclina más hacia la alimentación «normal» y solo realizamos dieta cuando tenemos que perder peso.

Ojalá todos conociéramos la realidad de comer de forma saludable mediante una alimentación variada, nutritiva, saciante y divertida que nos haga sentir genial y que no queramos abandonar una vez que la incluyamos en nuestra vida diaria. De este modo lograríamos verlo como un proceso maravilloso de aprendizaje, autocuidado, entusiasmo y amor propio.

No hay momento que no agradezca al destino el haberme llevado adonde hoy estoy. Descubrir el significado de la inflamación ha sido un antes y un después. Gracias a ello he conseguido en mis pacientes mucho más de lo que nunca me hubiera imaginado. Revertir enfermedades crónicas, conseguir reducir su medicación, eliminar síntomas de patologías, mejorar su calidad de vida, pérdidas de peso a largo plazo que parecían imposibles y un largo etcétera. Es increíble lo que se puede lograr al llevar una alimentación antiinflamatoria.

Ojalá puedas leer este libro con detenimiento y abrir la mente hacia este cambio, porque te aseguro que la nutrición es la medicina del futuro.

¡Desinflámate conmigo!

1

La temida inflamación crónica

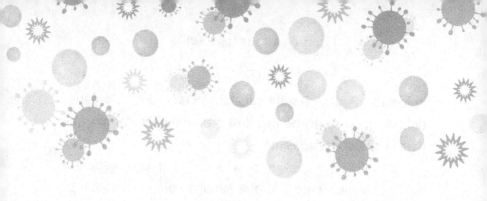

Cada día me encuentro en consulta más casos de pacientes que llevan años inflamados y no lo saben. Esta inflamación les ha generado enfermedades por las que sufren a diario dolores y molestias, y que mantienen medio estables gracias a la medicación. Además, siempre les pregunto sobre esto y me dicen que nunca les han informado respecto a la alimentación antiinflamatoria y los hábitos que adquirir para mejorar los síntomas e incluso reducir la medicación que toman. Pues detrás de cada patología hay una inflamación crónica, y si la solucionáramos, notaríamos una gran mejoría. ¿Cómo puede ser que no nos adviertan de algo tan importante como esto? Siempre digo que no debemos conformarnos con tomar fármacos para el dolor o para el tratamiento de una enfermedad, sino que hemos de indagar mucho más porque se pueden prevenir, mejorar y tratar patologías mediante hábitos antiinflamatorios. Para eso, primero tenemos que saber lo que es la inflamación.

Si pensamos en la inflamación en general, visualizamos el edema de un dedo cuando nos damos un golpe o el abdomen cuando terminamos de comer, pero no se nos ocurre que tras unas migrañas o unas diarreas se encuentre un cuerpo inflamado. Podemos sufrir inflamación en todos los órganos del cuerpo, y se puede manifestar de múltiples formas que detallaremos más adelante.

La inflamación es un proceso natural, una respuesta del organismo frente a lo que percibe como un ataque. El sistema inmune es el encargado de organizar esta defensa identificándolo y enviando miles de células al lugar donde se está ocasionando el daño para evitar que nos afecte más. La inflamación sería el resultado de esta acumulación de células en un lugar determinado del cuerpo.

Cuando nos damos un golpe en el brazo, rápidamente vemos que esa zona se enrojece, amorata o hincha. Como decíamos, esta acción está organizada por el sistema inmunitario, que nos está protegiendo de un daño superior mediante la inflamación aguda, es decir, la inflamación del momento, que puede durar horas, días o semanas como mucho. Esto nos hace ver que, en realidad, la inflamación es un sistema de protección muy necesario, pues es importante que ocurra para protegernos de daños y, además, nos demuestra que el sistema inmunitario está atento para responder cuando lo necesitamos. Pero no es tan positivo cuando se alarga en el tiempo y hablamos de inflamación crónica.

Al escuchar la palabra *crónico* nos asustamos porque pensamos que es para siempre, algo incurable. Lo impactante es que la gran mayoría sufrimos, hemos sufrido o sufriremos procesos de inflamación crónica, que, dependiendo de la gravedad y de la respuesta de la persona que la está sufriendo, podrían desencadenar el desarrollo de patologías crónicas. Por este motivo, es importante saber identificarla y empezar a tratarla cuanto antes.

> Para que se haya desarrollado
> una enfermedad crónica, antes ha tenido
> que haber inflamación crónica.

La inflamación crónica, como decíamos, no siempre se aprecia de forma visual, pero se siente y se sufre constantemente. El problema está en que en la actualidad no se reconoce como tal. No relacionamos sus síntomas con una inflamación porque no vemos que haya nada inflamado. Además, el sistema de salud tampoco los reconoce. Un ejemplo está en todas las mujeres que van al médico mensualmente con infecciones urinarias recurrentes y le mandan el antibiótico mes tras mes sin preguntarle mucho más acerca de sus hábitos alimenticios y otros síntomas. Esas infecciones podrían ser un signo o indicio de una inflamación, al igual que ocurre con los dolores menstruales o los de cabeza. Son síntomas que se normalizan, se ignoran o se les pone un parche con medicamentos que no van al origen de lo que está ocurriendo, solo calman el dolor o curan la infección de forma puntual.

El hecho de que estos síntomas se mantengan en el tiempo sin darles solución hace que las enfermedades crónicas sean más comunes y que el porcentaje de población que las padece aumente de manera progresiva; por ejemplo, la diabetes. Lo más preocupante es que cada vez se empieza antes con estos problemas, pues la diabetes infantil se está multiplicando cada año. Esto se debe a los hábitos proinflamatorios que incrementan más y más con la vida moderna.

Otras de las enfermedades crónicas más frecuentes son las cardiovasculares, como la hipercolesterolemia, la hipertensión o la hipertrigliceridemia. En España, hoy en día son la principal causa de muerte. La obesidad o el sobrepeso también están en auge, y es que la inflamación nos complica mucho perder kilos —en el capítulo 2 nos adentraremos más en este tema—.

Otras patologías generadas por la inflamación, aunque te cueste creerlo, son el cáncer, la ansiedad o la depresión, los desequilibrios hormonales como el síndrome del ovario poliquístico (SOP), el hiper e hipotiroidismo, los quistes en los ovarios, los miomas, la endometriosis, los problemas digestivos como la disbiosis o la permeabilidad intestinal, enfermedades autoinmunes como la fibromialgia, la esclerosis múltiple, la tiroiditis, la artritis reumatoide o la psoriasis, entre otras.

> Sí, todas estas patologías podrían evitarse si no hubiese inflamación crónica en el cuerpo.

Estoy segura de que estarás pensando que muchas de ellas son genéticas y no puedes hacer nada para evitarlas. Lo cierto es que sí puedes cambiar esa predisposición y hacer que nunca se desarrollen si reduces la inflamación. Y ahora te estarás preguntando: ¿cómo sabemos si tenemos inflamación? ¿Qué es lo que nos inflama? ¿Cómo podemos evitar inflamarnos? Son tantas las dudas, pero tranquilidad, que vamos a solucionarlas todas.

Partiendo de que la gran mayoría de la población está inflamada, empecemos por los signos de inflamación que nos pueden hacer sospechar que lo estamos:

- *Fatiga constante. Ese cansancio que no nos deja rendir en nuestro día a día, nos pesan las extremidades, nos cuesta despertarnos por las mañanas y tenemos la sensación de no haber descansado.*

- *Insomnio. Nos cuesta conciliar el sueño, tenemos pesadillas y nos despertamos a media noche.*

- *Niebla mental o falta de concentración.*

- *Alergias o congestión. Sobre todo a primera hora de la mañana nos despertamos con la nariz taponada, estornudando y con picor en la garganta.*

- *Problemas intestinales como diarrea, estreñimiento, gases, reflujo... que en muchas ocasiones nos impiden vivir con normalidad.*

- *Infecciones urinarias o candidiasis frecuentes y recurrentes.*

- *Acné, urticaria, eccemas o rojeces en la piel.*

- *Herpes, inflamación en encías, aftas bucales...*

- *Debilidad del sistema inmune, es decir, personas que están enfermas constantemente, una infección/bacteria tras otra.*

- *Dolores de cabeza frecuentes o migrañas.*

- *Aumento de peso y dificultad para perderlo.*

- *Distensión abdominal, sobre todo después de las comidas (hinchazón).*

- *Desajustes hormonales como retrasos en la menstruación, dolores fuertes, menopausia precoz, vello facial, caída del cabello...*

- *Dolor articular, muscular.*

- *Infertilidad y problemas en el embarazo.*

Podemos tener estos síntomas de forma puntual, pero cuando son muy frecuentes y nos impiden hacer nuestro día a día con normalidad, seguramente estamos sufriendo de inflamación. ¿Pero cómo es posible que haya tanta inflamación con todos los avances que tenemos hoy? Es cierto que hay adelantos, sin embargo, no hay información clara que nos haga cambiar o modificar los malos hábitos.

La alimentación proinflamatoria —llena de azúcares, productos procesados, grasas vegetales hidrogenadas, harinas refinadas o alcohol— es el principal motivo por el que la inflamación crónica se va incrementando de manera progresiva con el paso del tiempo, pero hay otros factores que también interfieren y que debemos destacar. Estas causas son el exceso de medicamentos, el sedentarismo, los disruptores endocrinos, el estrés, la falta de luz solar y de descanso.

Exceso de medicamentos

Es rara la persona que no lleve un ibuprofeno o un paracetamol en el bolso, es una costumbre que tenemos arraigada. En cuanto nos notamos un pequeño malestar, nos lo tomamos para evitar que vaya a más o incluso, en muchas ocasiones, como prevención por si lo necesitáramos y que no nos estropee esa quedada con amigos.

¿Estamos deprimidos? Tomamos un antidepresivo. ¿Estamos agobiados? Un ansiolítico. ¿Estornudamos? Un antihistamínico. ¿Nos molesta algo? Un ibuprofeno o un paracetamol. Ninguno de estos medicamentos va a solucionar definitivamente ningún problema, porque está ocurriendo por un motivo. Bien porque tenemos alergia o porque algo nos preocupa en nuestro día a día, pero la visión actual de la medicina nos ha hecho creer que todo se soluciona rápido y sin esfuerzo, y esto no es así.

....

Una noche, en una terraza, una amiga me preguntó si me encontraba bien. Le contesté que me estaban dando unos pinchazos en el oído, y enseguida tres personas de las diez que éramos me ofrecieron un ibuprofeno o un paracetamol. Les dije que iba a esperarme para ver cómo avanzaba el dolor porque igual era puntual y se me pasaba. Todas me aconsejaron lo mismo: que para qué iba a esperar a estar peor y, además, que me tomara el más fuerte porque así haría efecto antes y no nos estropearía la noche. Les respondí que no me gustaba medicarme y menos aún porque me había tomado una copa de vino. Se echaron a reír y me manifestaron que ellas llevaban un ibuprofeno en el cuerpo y estaban bebiendo alcohol, y que hasta con antibióticos lo habían hecho.

....

De verdad que no somos conscientes del daño que podemos hacerle al cuerpo con estas malas costumbres. El uso indebido y el abuso de los fármacos es muy peligroso por su efecto tan directo sobre nuestra microbiota o flora bacteriana, pero ya mezclarlos con alcohol puede ocasionar daños más graves como úlceras y toxicidad.

Y qué decir de los antibióticos. La Organización Mundial de la Salud (OMS) ha declarado que en 2030 nos enfrentaremos a la amenaza más grande por la resistencia que vamos a tener a los antibióticos. Es importante su uso cuando son necesarios, pues salvan vidas, pero se abusa de su consumo en la gran mayoría de los casos.

....

Hace un tiempo tuve una crisis de ansiedad por un momento de estrés y fui al médico porque llevaba notando pinchazos en el pecho varios días —evidentemente, no sabía que se trataba de ansiedad—.
Cuando le expliqué lo que me ocurría, sin mirarme a la cara me dijo que me tenía que tomar un antibiótico durante siete días e ibuprofeno cada siete horas. Le pregunté por qué me había mandado eso si ni me había auscultado y me aseguró que eso solo podía ser infección. Obviamente, no me lo tomé y pedí una segunda opinión, y fue cuando, descartando todo, supimos que era ansiedad.

....

Esta es una de las situaciones más frecuentes de lo que hoy está ocurriendo y no es ninguna broma, es importante ser conscientes del peligro que supone el abuso de los antibióticos. Una pregunta que nos puede decir mucho de un paciente es cuántos ha tomado en su vida. Cuanto mayor haya sido su exposición a ellos, menor diversidad de bacterias tendrá en su cuerpo y peor será la respuesta de su sistema inmunitario, generando inflamación y aumentando la probabilidad de desarrollar enfermedades autoinmunes, entre otras.

Los antiácidos o, como los hacen llamar, protectores del estómago, también son unos de los medicamentos más consumidos y los tomamos para todo —para que no nos siente mal la comida, para que nos proteja de la borrachera que nos queremos pegar e incluso para prevenir o tratar el malestar digestivo—. Todos los medicamentos tienen su utilidad y siempre hay alguien que los necesita de verdad, pero lo que no podemos hacer es automedicarnos cuando creemos que es conveniente.

Cada día me encuentro a más personas que consumen este fármaco recetado por médicos —no todos lo hacen— para intentar solucionar sus problemas digestivos. Los catalogan como la enfermedad del intestino o colon irritable, que, en realidad, más que una enfermedad es un síntoma de un desajuste en el aparato digestivo. Si ven que el paciente mejora, muchas veces lo mantienen por años, incluso de por vida, y ahí es cuando empiezan los problemas reales.

Las glándulas del estómago liberan ácido clorhídrico, necesario para descomponer los alimentos en una de las primeras fases de la digestión. La elevada acidez que naturalmente tiene el estómago es positiva, porque actúa como una barrera frente a las infecciones al eliminar la mayor parte de las bacterias que nos puedan hacer daño. En éste caso, usar un protector a largo plazo reduce demasiado el ácido, lo que genera inflamación por tener que hacer un esfuerzo extra al digerir los alimentos, ocasiona malabsorción de nutrientes en el intestino delgado y, además, provoca desequilibrios en la microbiota que harán que tendamos a desarrollar bacterias dañinas como el *Helicobacter pylori* o el SIBO —sobrecrecimiento bacteriano—.

No automedicarnos y cerciorarnos de que estamos haciendo lo correcto con los fármacos que consumimos de forma habitual es imprescindible para no inflamarnos y mantener la microbiota y el sistema inmunitario en perfecto estado.

Sedentarismo

Como siempre digo, el deporte es la mejor vitamina que podemos tomar. El presente está diseñado para ser sedentarios. Antes, cuando no existían los móviles, las computadoras, las videoconsolas..., había que pedirles a los niños que no se movieran tanto porque, si no, estarían todo el día en la calle corriendo y jugando; pero hoy, a no ser que estén inscritos en alguna actividad extraescolar, no se mueven. Y si esto ocurre con los niños, los adultos pasan a otro nivel.

Mi vida, por ejemplo, es muy sedentaria. Yo trabajo en casa y sentada en una silla con la computadora y el móvil. Estuve así varios años hasta que me di cuenta de que me fatigaba al subir una simple cuesta. Me propuse empezar a hacer deporte y comencé a caminar justo después del trabajo. Me vino genial y me motivé a seguir haciéndolo porque cada día me encontraba más fuerte, pero necesitaba más.

No sé si sabes que el ejercicio de fuerza es primordial para la salud y, además, para la pérdida de grasa. Empecé realizando ejercicio funcional en grupo por las mañanas y hasta ahora sigo haciéndolo, es algo que me motiva y que me gusta. Es cierto que nunca me dan ganas de ir cuando me despierto, para qué engañarte, en mi cabeza siempre hay algo más importante que hacer, pero justo esos días que no me dan ganas de nada y voy, son los mejores, los que superan las expectativas que tenía al respecto y los que hacen que lo repita tres veces por semana. Es cuestión de priorizarse y quererse a uno mismo. Búscate un hueco y toma esa vitamina tan necesaria, aunque al principio solo sea de quince minutos diarios. Date tu tiempo y encuentra el deporte que te motive y que mejor te venga, sin castigos, sin rechazos ni miedos. Todos hemos pasado por ahí, y te aseguro que cuando lo tengas dominado, sentirás orgullo de lo que has conseguido, y esto mismo pasa con la alimentación.

Disruptores endocrinos

Con esta palabra tan rara me refiero a tóxicos y contaminantes a los que estamos expuestos. Como bien dice la palabra, son capaces de alterar el sistema hormonal y de provocarnos con ello inflamación, problemas reproductivos o alteraciones del sistema inmunológico entre otras. Los más comunes son el bisfenol A —una sustancia que se encuentra en los plásticos—, el aluminio o los metales pesados, los pesticidas, los herbicidas, los parabenos, los ambientadores... Y la mejor forma de evitarlos es reduciendo su exposición. Para ello, hemos de tomar ciertas medidas:

○ *Elegir productos más naturales de limpieza del hogar e higiene personal, aprendiendo a leer sus etiquetas y tener muy en cuenta que limpiar más no es mejor. Podemos utilizar productos como el bicarbonato, el vinagre, el percarbonato o los jabones naturales para la limpieza de la casa y jabones neutros, champús orgánicos, aceite de coco o pastas de dientes naturales para el cuidado personal.*

○ *Evitar el consumo de plásticos, sobre todo en la cocina, a la hora de calentar o almacenar alimentos, ya que esos tóxicos quedarán pegados y también los consumiremos. Utilizar mejor recipientes de cristal y espátulas de cocina siempre de madera o acero inoxidable.*

○ *No emplear colonias, ambientadores o productos que tengan un olor muy fuerte. Usar aceites esenciales o plantas naturales puede ir muy bien.*

○ *Utilizar algodón, lino o lana en los tejidos, sobre todo en pijamas, sábanas, mantas, toallas, ropa íntima y que llevemos en nuestro día a día.*

○ *Evitar las sartenes antiadherentes y utilizarlas solo cuando sean necesarias, asegurándonos de que el antiadherente sea el más natural (que no contenga teflón), ya que cuando se raya se queda en los alimentos. Las ollas siempre de cristal, cerámica o de acero inoxidable.*

○ *Elegir frutas y verduras de proximidad, de temporada y orgánicas para evitar pesticidas, plaguicidas o fungicidas.*

Los cambios debemos hacerlos de forma progresiva y sin obsesionarnos, pues el cuerpo está preparado para eliminar estos tóxicos. El problema es que todos nos exponemos demasiado a ellos, y al mismo tiempo, los órganos, debido a la alimentación que seguimos y al exceso de digestiones que hacemos, pierden la capacidad de eliminarlos correctamente —esto lo veremos de forma más detallada en el capítulo 12, cuando expliquemos la acción del hígado en este proceso de desintoxicación—.

Estrés

Es esencial aprender a gestionar el estrés. Sé que es complicado porque muchas veces la vida en sí ya es estresante, pero debemos cambiar nuestra percepción a la hora de considerar las cosas. Es muy importante intentar ver los problemas como retos y la vida de una forma más positiva. Es un cambio que todos deberíamos hacer; créeme, nos sentiremos mucho más felices. La clave está en la organización, siempre hay solución para todo o una mejor perspectiva para afrontar una dificultad.

Una de las principales causas por las que la gente abandona las dietas o ni las empieza es la falta de tiempo y el estrés. Yo siempre digo que complicarle la vida a las personas más de lo que ya la tienen no es buena opción. Debemos hacer lo contrario, hacérsela más fácil. Por ejemplo: una alimentación para toda la familia con su lista de compras y su menú organizado, sin necesidad de pesar los alimentos y con recetas que motiven a continuar sin pasar hambre y disfrutando de la comida saludable. Con esto ganaremos tiempo y lo único que tendremos que hacer será preparar nuestras comidas. Al tener el menú organizado por días y semanas, podremos incluso adelantar la preparación de los alimentos cuando estemos más libres mediante el *batch cooking*, una técnica en la que podemos cocinar varias recetas a la vez y almacenarlas correctamente para consumirlas en los siguientes días.

También es imprescindible ser conscientes de lo que comemos. Muchas veces vamos tan apresurados que cuando nos damos cuenta, hemos terminado el plato y ni hemos apreciado su sabor o textura. Por eso, cuando nos preguntan qué comimos hace dos días, tenemos que pensarlo y en ocasiones ni lo recordamos, pues no somos conscientes de ello. Siempre comemos hablando de los problemas, viendo la tele o sin dejar de mirar la pantalla de nuestro móvil. Mi consejo es que nos sentemos en la mesa, pongamos todos los alimentos que vayamos a comer en el plato, organizado de la mejor forma, y disfrutemos de la comida, siendo conscientes de cada bocado que le demos, masticando bien y saboreando el alimento. Con cada bocado, dejemos los cubiertos de nuevo en la mesa y respiremos pensando en la suerte que tenemos de poder disfrutar de ellos y los nutrientes que estamos aportando al cuerpo para ganar más y más salud.

Más adelante hablaremos sobre cómo puede afectar lo que comemos al estado de ánimo, la ansiedad o el estrés y viceversa.

> El intestino es nuestro segundo cerebro, y es importante conocerlo, pues comer sano nos hará más felices.

Falta de luz solar

Este es uno de los principales problemas y seguirá siendo una de las principales causas de las enfermedades autoinmunes en un futuro como no le pongamos fin. Llevamos muchos años escuchando lo perjudicial que es el sol, pero nunca nos han dicho que los beneficios que tiene son bastante más relevantes.

El sol nos perjudica cuando nos exponemos a él de una forma inapropiada. Si no vemos su luz en todo el año y llega el mes de agosto y nos tumbamos para coger colorcito, ese sol nos quemará la piel aunque utilicemos protector, porque este solo protege las capas externas de la piel. Pero si creamos el llamado callo solar, el sol será nuestro mejor aliado siempre.

El callo solar se crea exponiendo la piel al sol por ratitos cortos durante todo el año —aunque no lo veas porque está tras las nubes, no te preocupes, así llega su radiación—. Quince minutos al día, sobre todo en las extremidades, será suficiente para empezar a notar sus beneficios, como aumentar los niveles de vitamina D —una vitamina o, mejor dicho, una hormona esencial para la salud, para regular la inflamación y favorecer la respuesta del sistema inmunológico—, mejorar el ánimo y reducir el estrés, regular y mejorar el sueño, aumentar la energía y la concentración, regular el apetito y el metabolismo, entre otros —hablaremos más del sol y la vitamina D en el capítulo 12, y veremos los efectos que tiene y cómo ayuda a la salud—. Es esencial que nos expongamos a la luz solar cada día.

Falta de descanso

En la actualidad, hay muchos problemas de sueño y descanso. Muy pocas personas duermen las siete u ocho horas que se recomiendan para mantener un buen estado de salud, y no porque no quieran, sino porque cada vez hay más insomnio. La calidad y duración del sueño están muy relacionadas con los procesos inflamatorios; la falta de descanso y los despertares nocturnos pueden contribuir al desarrollo de inflamación crónica. Y esto tiene una explicación:

- *Durante el sueño, el cuerpo regula el sistema inmune. Si no hay un buen descanso, no será capaz de actuar correctamente o frenar la inflamación.*

- *La falta de descanso se ha relacionado con la producción de citoquinas inflamatorias.*

- *Se ha comprobado que las personas que tienen un sueño más reparador y duermen al menos siete horas son capaces de mantener más estables los picos de glucosa en la sangre, lo que es esencial para que el cuerpo esté desinflamado.*

- *El sueño contribuye a la modulación del estrés, que, como ya sabemos, es uno de los principales factores de inflamación.*

Como dijimos en el apartado anterior, el sol regula y mejora el descanso. Cuando la luz del sol entra a través de la retina, el cuerpo genera melatonina, la hormona que necesitaremos para poder conciliar el sueño. Además, el sol es el encargado de guiar nuestro reloj interno, y gracias a esto las células pueden ser conscientes de cuando es de día y de noche —ritmos circadianos—. Por eso es tan importante ver la luz del sol al amanecer y al atardecer, aunque parezca una tontería, para que cuando llegue la noche, el organismo sepa lo que toca hacer y se vaya preparando para ello.

Uno de los principales causantes del insomnio son las luces artificiales que utilizamos en casa. Estas deben ser lo más tenues posibles porque, así como la luz del sol estimula la producción de melatonina, estas la inhiben. Lo mismo ocurre con las luces de los dispositivos electrónicos como el móvil, la televisión, las computadoras... Arrasan con la melatonina, por lo que evitarlas será esencial para un buen descanso.

> Una alternativa para las luces azules pueden ser las velas, las luces rojas, los filtros de luz roja en dispositivos o las gafas de cristales rojos, pues no interfieren en los ritmos circadianos ni en la calidad del sueño.

Lo que también afecta al descanso es cenar muy tarde, ya que el cuerpo no está preparado para hacer grandes digestiones al llegar la noche debido a que las células están concienciadas en que toca descansar y ralentizan las digestiones. Lo más adecuado sería comer solo cuando la luz del sol esté presente y ayunar cuando no lo esté. Los horarios de trabajo muchas veces hacen que no sea posible cenar temprano, pero podrías hacerlo en el descanso de la tarde, donde normalmente nos tomamos la merienda para aguantar hasta la cena.

El deporte también influye en el descanso. Debemos intentar hacer algo de ejercicio durante el día y evitar hacerlo a última hora, ya que puede que nos active más de la cuenta. Lo ideal es que lo hagamos al amanecer.

El magnesio es un mineral esencial para generar melatonina, por lo que no pueden faltar en nuestra alimentación frutos secos, aguacates, semillas o cacao, siempre y cuando los toleremos correctamente. Si no, podríamos valorar suplementar con magnesio si fuera necesario.

RECUERDA

La inflamación puede ser nuestra aliada si el cuerpo se encuentra en buen estado de salud y llevamos unos buenos hábitos.

La inflamación crónica es la responsable de la gran mayoría de las patologías más comunes en la actualidad.

Si hemos desarrollado una patología, es porque antes el cuerpo ha sufrido inflamación crónica.

No debes normalizar signos o síntomas como los que hemos nombrado y ponerles un parche con la toma de medicamentos.

Llevar una alimentación proinflamatoria junto con factores como el sedentarismo, la falta de descanso, el exceso de medicamentos o la falta de luz solar es la principal causa de esta inflamación crónica.

Cambiando estos hábitos y llevando una alimentación antiinflamatoria seremos capaces de reducir la inflamación crónica.

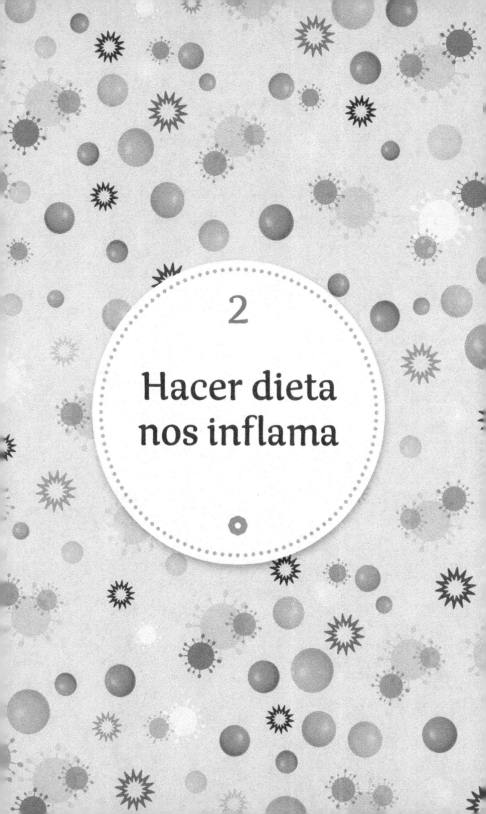

2

Hacer dieta
nos inflama

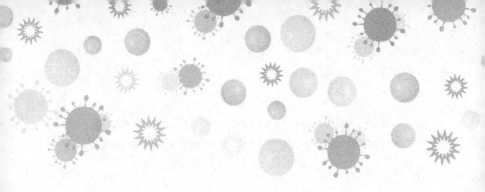

Todo el mundo cree que sabe de nutrición. Vayas a la peluquería, a la carnicería, al médico, al fisio, al dentista o a casa de tu madre, todos te van a dar consejos de nutrición y cada cual más distinto. Pero en lo que todos coinciden es en que para perder peso solo tienes que cerrar más la boca y hacer mucho deporte. Yo te aseguro que esto puede funcionar por un periodo corto, pero no a largo plazo. Conozco a gente que apenas come y aun así engorda. ¿Por qué ocurre esto entonces? Si el truco estuviera en comer menos, estas personas estarían delgadas, lo que significa que estas creencias no son reales.

Para poder perder peso no basta con reducir las calorías de los alimentos que consumimos al día. Además, no sé si sabes que esto no sirve de nada, pues cada persona es capaz de absorber más o menos grasa de las calorías que consume dependiendo de la inflamación que tenga en el cuerpo y de su microbiota intestinal.

Sí, un filete de pechuga de pollo me puede engordar más a mí que a ti, siendo el mismo y cocinándolo de la misma forma.

Debemos valorar los alimentos por sus propiedades y no por las calorías o energía que aportan. Solo tienes que ver este ejemplo: una manzana y unas natillas tienen aproximadamente las mismas calorías, y no por ello nos van a engordar igual, pues la manzana tiene multitud de propiedades y actúa como un prebiótico en el cuerpo, alimentando a esas bacterias buenas que nos benefician y nos llevan a conseguir esa desinflamación natural —hablaremos de esto en los próximos capítulos—. En cambio, las natillas son el alimento perfecto para que las bacterias malas se sigan desarrollando, reproduciendo y creando esa inflamación, lo que impide o dificulta más la pérdida de peso.

Cuando alguien desea perder peso, lo quiere hacer de la forma más rápida porque cree que tendrá que pasar hambre y lo relaciona con algo muy negativo; por eso, se decantará por la dieta con la que más peso pierda en el menor tiempo posible. Estas son las dietas restrictivas. Las hay de batidos, de pastillas o simplemente de alimentos, pero lo que todas tienen en común es que son muy hipocalóricas —contienen muchas menos calorías de las que necesitamos—, muy poco nutritivas —no contienen las vitaminas y minerales naturalmente presentes en los alimentos necesarios para estar sanos— e inflamatorias, y nos acaban devolviendo el peso que hayamos perdido, incluso con algún kilo más de regalo.

Te aseguro que esta clase de dietas hacen mucho más daño del que pensamos, tanto en lo físico —nunca nos vamos a ver tan delgados como queremos, siempre hay subidas y bajadas—, en lo fisiológico —inflamándonos— y en lo psicológico —nos generan ansiedad porque nos hacen creer que es nuestra culpa no perder peso y que no tenemos fuerza de voluntad—.

Adaptación metabólica, la estrategia del cuerpo para no sufrir con las dietas restrictivas

Cuando realizamos distintas acciones como respirar, bombear sangre, entrar en calor, pensar, dormir o hacer digestiones, el organismo quema energía o calorías. Además de la que gastamos al realizar actividades como subir escaleras, caminar del trabajo a casa o hacer ejercicio físico. Si seguimos una dieta restrictiva, pasando hambre y sin aportar las calorías que el cuerpo necesita, este, que es muy sabio, entra en modo ahorro de energía y paraliza muchas de las funciones que efectúa de forma natural y que queman calorías. Al recibir tan poca energía de los alimentos como consecuencia de estas dietas restrictivas, el cuerpo quiere aprovecharla al máximo, no malgastarla y ahorrarla como método de supervivencia. Esto se llama adaptación metabólica. El cuerpo se vuelve perezoso y se amolda a vivir con esa poquita energía o calorías, paralizando procesos naturales que antes hacía de modo rutinario. Ahora entenderás por qué estas personas empiezan a tener problemas de sueño, se sienten más cansadas, tienen más frío y ya no les apetece subir escaleras o jugar con sus hijos. La consecuencia de esto es que cuando volvemos a dar al cuerpo las calorías que estábamos dándole con anterioridad, se volverá loco. Le sobrarán por todos lados porque ya se habrá acostumbrado a vivir con esas pocas y a dejar de realizar estas funciones naturales como el descanso, la termorregulación —entrar en calor de manera natural— o la actividad. Entonces, las calorías, que en su momento gastaba para ello, ahora las almacenará en forma de grasa y esto generará un aumento de peso mucho mayor. Además, todo este tiempo pasando hambre, sin obtener los nutrientes necesarios y sin esa energía que todos necesitamos, nos generará ansiedad por consumir alimentos con una gran carga energética, como dulces, papas fritas, comida basura y ultraprocesados, para llenar ese vacío que hemos sentido. Al conjunto de estos procesos se le llama «efecto rebote», que es la recuperación, con regalo incluido, del peso perdido. El regalito son los dos o tres kilos que nos llevamos por los daños ocasionados al cuerpo y la inflamación que ha desencadenado. Con este tipo de dietas entramos en un bucle del que cuesta salir, y te voy a poner el ejemplo de lo que le pasa a la gran mayoría de las personas.

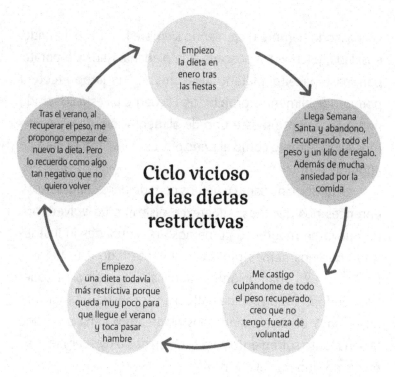

Ciclo vicioso de las dietas restrictivas

Empiezo la dieta en enero tras las fiestas

Llega Semana Santa y abandono, recuperando todo el peso y un kilo de regalo. Además de mucha ansiedad por la comida

Me castigo culpándome de todo el peso recuperado, creo que no tengo fuerza de voluntad

Empiezo una dieta todavía más restrictiva porque queda muy poco para que llegue el verano y toca pasar hambre

Tras el verano, al recuperar el peso, me propongo empezar de nuevo la dieta. Pero lo recuerdo como algo tan negativo que no quiero volver

Empezamos la dieta en enero después de los excesos de Navidad, con una muy restrictiva porque «estamos castigados por portarnos tan mal este tiempo de fiestas». Pasamos mucha hambre y ansiedad, pero nos compensa la pérdida de peso que estamos notando y continuamos. Hasta que llega un fin de semana; aquí nos ponemos a comer todo lo que nos han prohibido durante el resto de los días, no estamos ni pendientes de la persona con la que estamos disfrutando de esa comida, solo nos fijamos en la última croqueta que nadie se ha comido y da hasta vergüenza coger.

Llega el lunes y con él los sentimientos de culpa. Toca ir a pesarse y la báscula nos va a reñir porque seguro que aparece «el error que hemos cometido». Empezamos de nuevo, pasando hambre y comiendo siempre lo mismo: hervido, ensalada, pechuga y pescado a la plancha. Nada de patata, pan, pasta, aceite, plátano, uvas, maíz y un largo etcétera porque son alimentos prohibidos. El cuerpo ya está adaptado metabólicamente a este tipo de alimentación, ya no sentimos tanta hambre como al principio. Eso sí, sentimos mucho agotamiento.

Llega Semana Santa y hemos perdido unos cuantos kilos, entonces nos decimos: «¡Merezco disfrutar, ya volveremos de nuevo en mayo!», y comemos en cantidades industriales lo que nos hemos prohibido durante todo este tiempo. Debido a esta adaptación metabólica, empezamos a coger kilos de forma muy rápida, inflamarnos mucho y tener más ansiedad. Y aquí es cuando nos planteamos si ha merecido la pena tanto sufrimiento para estar en dos o tres semanas en el mismo sitio que al inicio.

Pero llega junio y también queremos ponernos el bañador y la ropa del año pasado. Por lo tanto, necesitamos perder esos kilos y creemos que esta vez sí va a ser la definitiva. Empezamos el proceso de nuevo y volvemos a caer en lo mismo hasta que llega septiembre y así hasta enero del año siguiente.

En promedio, con estos hábitos insanos, ganamos, como hemos dicho, dos o tres kilos por año —cuando no más—. El efecto rebote hace que siempre nos quedemos con unos kilos de regalo y que cada vez nos cueste más comenzar a cuidarnos porque lo relacionamos con un proceso muy negativo. Y lo peor es que la grasa ganada en este bucle de dietas nunca se pierde del todo. Una vez aparecen, los adipocitos —las células grasas—, crecen o se hacen más pequeñas, pero no desaparecen, por lo que cada dieta de este estilo nos pasa factura, ya no solo acumulando grasa, sino

- *disminuyendo la masa muscular (al no consumir suficiente proteína y al disminuir la actividad física debido a la debilidad que nos provoca la dieta);*

- *generando inflamación (y con ello, mayor predisposición a tener síntomas digestivos y enfermedades inflamatorias como hepatitis, pancreatitis...);*

- *debilitando el sistema inmunitario (y con ello, estando más expuestos a sufrir cualquier patología);*

- *aumentando la ansiedad por la comida (por todo el deseo de comer generado en el tiempo que nos hemos estado restringiendo);*

- *creando una inestabilidad emocional y una mala relación con la comida;*

- *provocando una visión negativa hacia la alimentación saludable y una tendencia a querer comer insano.*

Y volvemos a lo mismo de siempre, ¿por qué conociendo esto no lo cambiamos? Pues porque no todo el mundo lo sabe y a la industria alimentaria tampoco le interesa que lo sepamos. Ellos quieren que sigamos consumiendo sus productos procesados y, si hacemos «dieta», sus productos *zero* o *light*, que ya se han encargado de crear para que tengamos mil opciones, aunque no sean buenas, pero con su publicidad hacen que lo creamos.

¿El dinero lo mueve todo?

Estudié Nutrición Humana y Dietética, y cuando acabé los cuatro años de carrera, los mismos profesores ya nos decían que había muy poco trabajo en lo nuestro. Nadie contrataba y para ejercer teníamos que ser independientes y buscarnos la vida por nuestra cuenta. Al final, muchos compañeros terminaron haciendo segundas carreras o trabajando de otra cosa porque no todo el mundo apuesta por emprender. Yo no me rendí, quería demostrarle a mi familia que iba a ser nutricionista de las buenas y que habían merecido la pena el tiempo, estudio, dedicación y dinero invertidos en mi formación.

Comencé enviando currículums, pero, claro... ¡No tenía experiencia! Hasta que un día sonó mi teléfono, un número desconocido. ¡¡Sí!! ¡Tenía una entrevista! Nutricionista en farmacias, con coche y teléfono de empresa, un sueldo de más de mil dólares al mes por cuarenta horas semanales y cerquita de casa. El trabajo perfecto para mí.

Hice la entrevista y me salió medianamente bien. Fui sincera. No tenía experiencia, pero sí unas ganas locas de trabajar y aprender más y más. Me seleccionaron para una segunda, y esta ya era la definitiva. Me acuerdo de cómo fue. Estaba en casa, quedaban dos horas para empezar mi turno en una tienda de deportes donde me trataban fatal y trabajaba sin ilusión ni motivación, y conecté por videollamada con la jefa de la empresa. Hablamos durante unos quince minutos y me dijo que había sido la seleccionada para el puesto.

¡Por fin iba a cumplir mi sueño y dejar el trabajo que tenía! Cuando terminamos, me puse a buscar el nombre de la empresa y las opiniones de la gente. No podía ser... Todas decían que las nutricionistas les daban productos para adelgazar. Se me vino el mundo encima y llamé por teléfono. Pregunté a la señora que me contestó si tenía que vender sus productos y su respuesta fue:

—Cariño, si no los vendes, ¿cómo vas a ganarte el sueldo?

—No me interesa, lo siento —le dije con la voz nerviosa.

Hubo un silencio y me respondió:

—A ver... con que la gente compre uno es suficiente, pero algo tienen que comprar. Es muy fácil, solo tendrás que decirles que si no consumen ese producto no van a perder peso y ya se vende solo.

Puff, imagínate la rabia que me dio.

—Señora, eso es engañar, y prefiero no trabajar nunca a hacer esto. Lo siento.

Ahí acabó la conversación y me topé con la realidad. O sacrificaba mis principios a costa de «trabajar en lo mío» en empresas de venta de productos, o seguía formándome y buscando. Y eso fue lo que me impulsó a llegar donde estoy ahora y a divulgar sobre salud sin ningún interés económico. Y es lo que todos deberíamos hacer: rechazar ese tipo de trabajos tan golosos de venta de productos.

Pasa algo similar con la venta de batidos. ¿Sabes que son de las empresas que más facturan del mundo? El dinero transforma a las personas y hasta te dicen que ellas mismas se los toman, o se los dan a sus familiares con el único objetivo de vender, sin pensar o sin informarse del daño que pueden causar al hacer que alguien sustituya una comida por un batido. Estos productos ocasionan muchísima inflamación, ya que estás sometiendo al cuerpo a un estrés increíble y, además, van repletos de azúcares y edulcorantes que dañarán todavía más nuestra flora bacteriana o microbiota, generando mayor inflamación.

RECUERDA

Perder peso y mantenerlo en el tiempo no es tan fácil como cerrar la boca y hacer más deporte, como siempre se ha dicho.

Las dietas restrictivas, ya sean a base de alimentos, batidos u otros productos, no aportan nada positivo.

Debemos establecer hábitos saludables con los que nos saciemos, nutramos y disfrutemos de la comida. Si comemos de forma aburrida, pasando hambre, y lo relacionamos con un proceso negativo, como es lógico, abandonaremos. Somos personas, no robots.

La solución no está en utilizar productos *light* o *zero*: tenemos que consumir los alimentos de la manera más natural posible y acostumbrar al paladar a estos sabores.

◆

La clave está en empezar una alimentación antiinflamatoria con las cantidades necesarias —aunque sean superiores a las consumidas con anterioridad—, sin pasar hambre y disfrutando de la comida.

◆

No existen más trucos. Si nos encontramos bien, veremos avances y disfrutaremos del proceso, no lo querremos abandonar nunca y lo integraremos como estilo de vida.

◆

Debemos valorar todo el proceso y no solo el número de la báscula.

3

El azúcar nos enferma

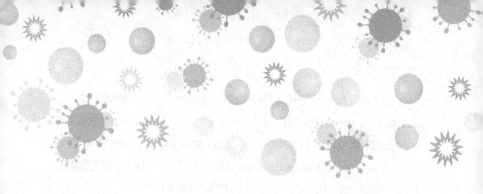

¿Alguna vez has escuchado que el cerebro necesita azúcar para estar sano? Pues ya te digo yo que eso no es cierto. Además, diversos estudios avalados por la ciencia demuestran que una alta ingesta de azúcar diaria puede afectar a nuestras facultades cognitivas y aumentar el riesgo de desarrollar demencia o alzhéimer. Sí, es verdad que la glucosa es necesaria para el cuerpo, pero esto no nos tiene que confundir. Esta se puede producir mediante rutas metabólicas a partir de proteínas o ácidos grasos y, además, obtenerse de alimentos como las verduras o las frutas. Por lo que el problema no está en el consumo de azúcar —intrínseco— de alimentos naturales que contienen glucosa por naturaleza —como frutas, verduras, tubérculos, legumbres, lácteos o pseudocereales—, sino del azúcar añadido —el de mesa o el que se encuentra en los productos procesados—, el abuso del azúcar libre —el que se libera del alimento una vez procesado, como cuando exprimimos el jugo de las frutas para hacer zumos o la misma miel— y el exceso de harinas refinadas que han perdido la fibra de sus capas más externas —pasan de ser integrales a blancas—.

La OMS nos dice que debemos ingerir menos de veinticinco gramos de azúcar añadido al día, pero la gran mayoría de la población supera fácilmente esta cantidad, lo que hace que cada vez el páncreas esté más dañado. Para poder entender esto mejor, es importante conocer cómo se digiere el azúcar.

Cómo se metaboliza el azúcar

Al absorberse el azúcar en el aparato digestivo se incrementa el nivel de glucosa en la sangre y el páncreas actúa secretando insulina. Esta actúa como una llave que abre las puertas de las células para permitir que la glucosa entre y sea utilizada como fuente de energía. Además, la insulina facilita el almacenamiento del exceso de glucosa en forma de glucógeno en el hígado y en los músculos. Si hay demasiada glucosa y no hay hueco en estos, la transformará en grasa que se acumulará en el cuerpo. Esto explica por qué el azúcar sí aumenta la grasa corporal.

Si nos excedemos con el azúcar, nos haremos resistentes a la insulina, y aunque el páncreas secrete la hormona en exceso, no conseguirá su propósito porque las células comenzarán a fallar a la hora de responder a la insulina y esta se acumulará en el cuerpo, provocándonos hambre constante, ganancia de peso, dolores de cabeza y cansancio, entre otros. Esta resistencia a la insulina o prediabetes mantenida en el tiempo se convertirá en diabetes cuando el páncreas se deteriore. Como ves, consumir azúcar en exceso nos destroza por dentro. Y no creas que esto ocurre al hacernos mayores, pues los que más lo están sufriendo son los niños. Ellos son los que más azúcar consumen según estudios observacionales. Si los adultos deberíamos consumir menos de veinticinco gramos al día para que no nos perjudique la salud según la OMS, imagínate ellos, que tienen los órganos más pequeños e incluso menos desarrollados.

Según datos del Ministerio de Sanidad español de agosto de 2022, la población infantil y adolescente en el país consume entre el 22 y el 30 % de la energía de su alimentación en forma de azúcar, sobre todo los menores de tres años. Las principales fuentes son zumos, yogures y postres azucarados, galletas, pastelería y cereales de desayuno.

La media de la población estadounidense consume alrededor de setenta gramos de azúcar añadido al día, casi el triple de lo que la OMS nos recomienda no superar. Este dato no debería sorprendernos, ya que podemos encontrar azúcar incluso en los productos menos esperados, como el pan de sándwich, el tomate frito, la comida para bebé o la leche de fórmula. Si lo pensamos, para la industria alimentaria, el azúcar es el alimento perfecto para añadir en los procesados. Es barato, aporta mucho sabor y genera adicción. Tres puntos a favor para que el producto se compre una y otra vez.

> Saber si un producto contiene azúcar añadido no es tan sencillo como observar su envase, pero aprender a leer el etiquetado nutricional puede ayudar.

El etiquetado nutricional consiste en la información incluida en el envase de cualquier producto alimenticio, por lo general situada en su parte posterior, que proporciona un desglose de los ingredientes y nutrientes contenidos en él. Esta información es de carácter obligatorio en todos los alimentos procesados y se dirige específicamente a los consumidores.

Un primer paso crucial es enfocar la atención en la lista de ingredientes. Estos elementos están dispuestos en orden descendente, desde el componente mayoritario hasta el menos significativo en el producto. Es decir, que si el primer ingrediente es el agua y el último la sal, significa que agua es lo que más contiene y sal lo que menos.

La cantidad exacta de azúcar añadido que lleva un producto una vez que hemos visto que contiene azúcar en sus ingredientes se consigue leyendo la tabla nutricional. Lo primero que veremos son las calorías, y después las grasas, proteínas, carbohidratos, fibra, sal... Nos vamos a centrar en los carbohidratos, y más específicamente en los azúcares, que aparecen justo debajo de estos últimos.

Como hemos dicho, es importante que nos fijemos en que el azúcar esté en el listado de ingredientes porque, si no, no habría que mirar la tabla nutricional, ya que esto nos diría que no tiene azúcar añadido y el número que aparecería en la tabla haría referencia a los azúcares naturalmente presentes en la leche, las frutas o las verduras, por ejemplo.

Si entre los primeros ingredientes del producto se encuentran las harinas refinadas, el azúcar, distintos edulcorantes o aceites vegetales como el de girasol o el de palma, ya nos están anunciando que lo que vamos a comprar no es muy sano. Cuando nos centremos en la búsqueda de azúcares añadidos, debemos ser sumamente cuidadosos, porque la industria tiene numerosas estrategias para hacernos creer que sus productos son saludables.

Que no nos engañen

Estrategia 1. Cambian el nombre a algunos componentes del producto

El sector de la alimentación, consciente de que el público se ha vuelto más cuidadoso en este aspecto, ha empleado estrategias para disfrazar la presencia de azúcar utilizando términos como dextrina, maltodextrina, dextrosa —fíjate en que los nombres llevan «x»—, los famosos cristales de caña, florida o fruta, sacarosa, maltosa, fructosa o glucosa añadida —todos acabados en -osa—, azúcar moreno, de caña, integral o ecológico —esos apellidos hacen que se lea más saludable— y distintos tipos de jarabes como el de agave, fructosa, glucosa o arce.

Estrategia 2. Separan los ingredientes

En muchas ocasiones aparecen varios de estos nombres porque los añaden en pequeñas cantidades y así no están en primer lugar. Te pongo el ejemplo de unas galletas repletas de azúcar donde sus ingredientes son los siguientes: harina de trigo, aceites vegetales de girasol alto oleico y palma, jarabe de glucosa y fructosa —esto es azúcar añadido—, coco rallado, azúcar, miel —más azúcar añadido—, suero de leche en polvo, huevo en polvo, gasificantes, sal, aromas —más azúcar aún—, antioxidantes y extracto de malta de cebada —y terminamos con más azúcar—. Si todo lo hubiesen puesto solo como azúcar —como cuando hacemos unas galletas en casa—, estaría colocado en el segundo ingrediente, ya que como hemos comentado antes, estos se ordenan de mayor a menor cantidad dentro del producto.

Estrategia 3. Juegan con las porciones

Algo en lo que debemos fijarnos es en la tabla nutricional, que nos muestra la cantidad de azúcar que contiene por cada cien gramos de producto y que en muchas ocasiones es lo que ellos estiman como la ración que se suele consumir. He visto galletas marcando como ración dos unidades, y al mirar la cantidad de azúcar que contienen vemos que son cinco gramos y esto nos hace creer que tampoco es tanto. Por ejemplo, los batidos de chocolate individuales de doscientos mililitros marcan tan solo el azúcar por cada cien gramos del producto, por lo tanto, señalan once gramos de azúcar en vez de veintidós, que es lo que llevan los doscientos mililitros.

Estrategia 4. Fortalecen el producto

Cada día encontramos más productos que nos aseguran que ayudan al tránsito intestinal o que son ricos en hierro u omega 3. Sin embargo, cuando nos detenemos en el listado de sus ingredientes, nos damos cuenta de que no solo no es verdad, sino que incluso podrían hacer el efecto contrario de lo que nos prometen, pues suelen ser proinflamatorios. Pero con estas acciones, si una persona va al médico, le anuncia que tiene un problema de salud que se puede mejorar consumiendo alimentos ricos en hierro, omega 3 o fibra, y seguidamente se pasa por el súper y se cruza con este producto, no se lo piensa y lo compra por desesperación.

Como ves, las estrategias de *marketing* que nos llegan por todos lados son brutales. Muchas veces tendemos a pensar en por qué nos intentan convencer una y otra vez de que los productos azucarados no son tan malos para la salud cuando en realidad sí lo son. Solemos pensar: «Es imposible que quieran que enfermemos». Pero entonces, ¿qué han hecho durante todos estos años con el tabaco? ¿Y ahora con el alcohol? Nos incitan a consumirlo relacionándolo con fiesta, diversión, momentos con amigos o en familia en los anuncios, y es una droga, ¿no es así? Muchos pensarán que soy una exagerada, pero lo único que quiero hacer ver con esta reflexión es que nos manipulan como quieren y que lo que nos queda es aprender por nuestra cuenta e ir por delante. Al menos si me como un muffin insano, sé que lo es.

No sé si esto hará que me pongan más impedimentos para publicitar mi libro, pero quiero que sepas que no les preocupa que estemos sanos. Después de la alimentaria, se encuentra la segunda industria más grande: la farmacéutica. Que seamos enfermos medicados, interesa. Y si no, con todos los avances que hay hoy, que hasta en redes sociales nos podemos informar de esto gracias a los divulgadores que cada día invierten su tiempo en promover la salud —ojo, no toda la información es fiable—, deberían advertirnos más que el azúcar es el mayor responsable de las patologías que se sufren en el mundo occidental. Fíjate en algunas de ellas:

- *Causa inflamación en el cuerpo debido a los picos de glucosa y a la resistencia a la insulina, lo que provoca a su vez hígado graso, sobrepeso y obesidad. Estas subidas y bajadas de azúcar descontroladas harán que nos encontremos más cansados y débiles.*

- *Potencia el desarrollo y el avance de las enfermedades autoinmunes. El azúcar es uno de los alimentos que más les gusta a las bacterias «malas» que forman la microbiota o flora bacteriana, y cuando aumentan se genera un desequilibrio o disbiosis intestinal, por lo que el sistema inmune se debilita.*

- *Oxida las grasas. Es responsable de la gran mayoría de las enfermedades cardiovasculares, una de las principales causas de muerte en el mundo. El cuerpo, al consumir azúcares en exceso, los transforma en triglicéridos que son depositados como reserva de energía. Como consecuencia, ganamos peso y aumenta el riesgo de enfermedades cardiovasculares. Además, el colesterol fabricado a partir de grasas saludables se oxida y se pega a las arterias coronarias, causándonos arteriosclerosis. Debido a esto y a la inflamación de las paredes de las arterias tenemos mayor predisposición a sufrir un infarto.*

- *Nos altera y nos genera ansiedad. Ya que incrementa la producción de adrenalina hasta cuatro veces más de lo normal y nos pone en un estado de estrés intenso sin motivo alguno. Esto aumenta los niveles de cortisol y es una de las razones por las cuales los niños se vuelven hiperactivos y padecen déficit de atención.*

- *Es la principal causa de diabetes, otra de las enfermedades más comunes. Se empieza por una resistencia a la insulina mantenida en el tiempo y acaba en diabetes, sobre todo de tipo 2. La diabetes tipo 1 tiene un origen más genético, pero* el desarrollo o no de esta dependerá de la alimentación que sigamos en los primeros años de vida.

- Promueve el envejecimiento precoz. El exceso de azúcar interfiere con el transporte y función de la vitamina C. Esta actúa como un antioxidante y promueve la formación de colágeno y elastina, además de fabricar los mucopolisacáridos, que son moléculas esenciales para una buena cicatrización y elasticidad en la piel. El azúcar hará que empeore la salud de la piel y que nuestra apariencia se vea más envejecida antes de tiempo.

- Causa adicción. Cuando consumimos azúcar, el cerebro libera dopamina, un neurotransmisor asociado con la recompensa y el placer. Esta liberación puede crear una sensación de bienestar y felicidad. Así, con el tiempo, el cerebro tiende a desarrollar una tolerancia a la dopamina liberada por el azúcar, lo que significa que necesitamos consumir más para experimentar la misma sensación de placer. Además, algunos estudios en animales sugieren que el azúcar puede tener efectos similares a los de las drogas adictivas.

....

Laura contactó conmigo para iniciar un plan de alimentación: quería perder peso y estar sana. No se alimentaba muy bien, aunque ella creía que sí.

La segunda semana tras empezar el plan, me escribió diciéndome que llevaba días sufriendo dolores de cabeza por las tardes después de comer, y que como estaba lactando a su hija, le daba miedo no estar aportando los nutrientes necesarios. Me preocupé porque pensé que igual no lo estaba siguiendo correctamente. Al preguntarle si pasaba hambre, si consumía todos los alimentos que le había pautado y qué sensaciones tenía cuando le dolía la cabeza, acabó confesándome que antes de comenzar con el plan, cada día tras las comidas solía comerse un helado, una dona, unas galletas o algo dulce para «matar el gusanillo», y que ahora lo estaba pasando fatal porque tenía ansiedad por comerlos. ¡Ya me cuadraba todo!: Laura estaba sufriendo el síndrome de abstinencia del azúcar. Tras explicárselo, darle unas normas para llevarlo mejor y pasar unas semanas más, la ansiedad desapareció y con ella los dolores de cabeza. Fue capaz de apreciar los sabores más naturales y sentir el mismo placer por alimentos que no contenían azúcar añadido mediante un aprendizaje continuo y cambio de hábitos.

En el capítulo siguiente te explicaré los pasos para aprender a gestionar la ansiedad por la comida, que son las pautas que le enseñé a Laura para superar su adicción al azúcar.

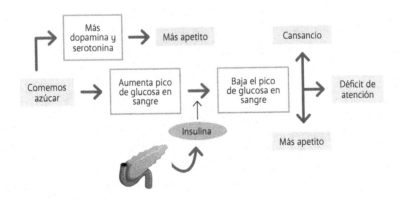

RECUERDA

El cuerpo no necesita azúcar añadido para estar sano.

○

El problema no está en el consumo de alimentos que contienen azúcares de manera natural.

○

Tomar zumos de frutas, aunque sea exprimidos en casa por nosotros, no es saludable.

○

Mientras que la OMS nos dice que no debemos superar los veinticinco gramos de azúcar añadido al día, la media de la población estadounidense supera los setenta diarios. Y los niños son los que más consumen.

○

La gran mayoría de los procesados contienen azúcar, ya que los hace sabrosos y adictivos.

○

Consumir azúcar enferma e inflama, lo que puede provocar multitud de patologías muy comunes hoy en día.

4

Ni el hambre emocional ni los edulcorantes nos dejan adelgazar

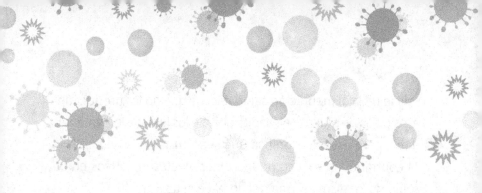

Es posible que al leer el capítulo anterior te hayas preguntado si los edulcorantes pueden servir como alternativa para dejar el azúcar, y es que estos se han convertido en una de las opciones más utilizadas para no renunciar al sabor dulce de los alimentos.

Los edulcorantes son sustancias químicas o sintéticas que endulzan los alimentos o los productos procesados. Se clasifican en naturales —la stevia o los polialcoholes, como el sorbitol, el maltitol, el eritritol o el xilitol— y en artificiales —aspartamo, acesulfamo K, sacarina o ciclamato—. Se suelen emplear para el café, los yogures o los postres, y, además, son muy comunes en productos tan típicos y consumidos como caramelos, chicles, helados, pasteles, chocolate sin azúcar, refrescos *zero*, galletas, mermeladas y en todo lo que cataloguen como *zero* o sin azúcar. Incluso los encontramos en enjuagues bucales o en pastas de dientes.

Estas sustancias se consumen en pequeñas cantidades con el objetivo de reducir el azúcar, o los pueden utilizar las personas con diabetes o resistencia a la insulina de forma puntual cuando quieran consumir algún producto procesado y salirse de la alimentación saludable, ya que no les producirán esos picos de glucosa elevados que a ellos les ocasiona mayor daño, pero esto no significa que sean sustancias saludables. Al contrario, un exceso podría tener efectos negativos en la salud de la misma forma que lo hace el azúcar.

Lo que está ocurriendo en la actualidad es que la sociedad abusa de ellos. La mayoría de las personas consideran que los edulcorantes son más saludables, y se aseguran de que todos los productos que compran sean *zero* o sin azúcar. De esta forma, creen que pueden seguir consumiéndolos con total libertad, pensando que no les hacen daño y no provocan aumento de peso.

Los polialcoholes tienen prácticamente el mismo poder endulzante que el azúcar. Se absorben en el intestino delgado en gran cantidad, pero siempre queda una parte que sigue avanzando a través del sistema digestivo hasta llegar al colon, donde pronto sabremos que tenemos la mayoría de las bacterias —microbiota intestinal—. Estas bacterias reaccionan fermentando, ocasionando gases, hinchazón y otros síntomas digestivos.

El eritritol es el que menos síntomas ocasiona, ya que se absorbe en un 90 % en el intestino delgado y solo un 10 % llega al grueso, por lo que, si no nos pasamos mucho con las cantidades, en principio no tendríamos por qué tener síntomas. Aunque quien tenga enfermedades en el intestino grueso, SIBO o padezca ya síntomas digestivos de forma habitual, seguramente note más sus efectos y tendría que evitarlo al máximo —estas personas suelen tolerar mejor incluso el azúcar—.

> Un consumo abusivo de cualquier edulcorante
> podría producir enfermedad inflamatoria
> intestinal debido a la inflamación crónica
> y la respuesta autoinmune anormal
> que provocan estos.

Hoy en día tenemos casi todos los productos en versión *zero*, y muchos de ellos ya superan en ventas al original. Si nos fijamos, en las bebidas carbonatadas *zero* o *light*, veremos que no llevan azúcar ni calorías, pero contienen distintos edulcorantes:

- *El ciclamato. Hasta cincuenta veces más dulce que el azúcar, y está prohibido en muchos países (Estados Unidos, México, Chile o Venezuela), ya que varios estudios afirman que podría acelerar y formar tumores.*

- *El acesulfamo K. Potenciador del sabor que endulza hasta doscientas veces más que el azúcar y contiene un alto nivel de toxicidad; hay estudios en ratones que demuestran que su consumo favorece el desarrollo de tumores cancerígenos.*

- *El aspartamo. Catalogado igualmente como cancerígeno y con alta toxicidad.*

Y como los refrescos, muchos productos más contienen estos edulcorantes artificiales tan dañinos. Me he encontrado con personas que tomaban estas bebidas a diario y en grandes cantidades pensando que eran saludables o que al menos no les perjudicaban, no les engordaban y les daban energía.

Y es que son adictivas. Cuando llevan azúcar ya lo son, pero en el caso de las edulcoradas hacen en el cerebro el efecto del azúcar multiplicado, provocando ansiedad si dejamos de consumirlas.

La ansiedad, en muchas ocasiones, nos pone muy difícil este proceso y nos incita a comer de forma compulsiva mediante la disminución del autocontrol, teniendo menor capacidad para rechazarlos y llevando, muchas veces, a desórdenes alimenticios, ya que el exceso de productos insanos hará que nos sintamos desnutridos, insatisfechos e incapaces de calmar la sensación de hambre. Lo cual puede alterar nuestros hábitos alimenticios y, en muchas ocasiones, conducir al sobrepeso.

El hambre que genera la ansiedad

La ansiedad es algo que todo el mundo tiene, pero hay quien la gestiona mejor y quien la gestiona peor. Nadie nace sabiendo, pero según la naturaleza de cada persona y la importancia que le demos a las cosas, nos afectará más o menos.

La ansiedad no puede faltar en nuestra vida, ya que es la respuesta que necesitamos para reaccionar y actuar frente a un problema/ataque. Imagina que vamos en el coche y de repente se nos cruza un gato. Gracias a la ansiedad el corazón se acelera para que el oxígeno llegue a la sangre, notamos que el estómago se nos vacía, las pupilas se dilatan y la sangre llega a los músculos para poder frenar a tiempo. Si no experimentáramos ansiedad, seguro tendríamos un accidente. Alegrémonos por tenerla en nuestra vida, pues el inconveniente sería no tenerla. La dificultad surge cuando no sabemos gestionarla, por ejemplo, cuando tenemos una discusión con la pareja. Lo percibimos como un problema, lo hacemos más grave de lo que es y tenemos la misma respuesta que cuando se nos cruza el gato. Se nos acelera el corazón, se nos dilatan las pupilas... y como no sabemos cómo quemar esa energía que el cuerpo nos está dando, lo hacemos con la comida. Comer significa movimiento: masticamos, tragamos, el organismo trabaja en la digestión y al mismo tiempo se activa el sistema de recompensa del que hablábamos.

Que la ansiedad nos genere hambre constante y atracones por comer es más común de lo que creemos. Además, si no comemos lo que el cuerpo nos pide, nos encontramos mal: con dolores de cabeza, con malestar o tristeza, como le ocurría a mi paciente Laura. Para aprender a gestionar esta ansiedad debemos seguir cuatro pasos importantes:

Paso 1. Escuchar al cuerpo e identificar si se trata de hambre emocional o real

Cuando sintamos hambre emocional, no es el estómago el que nos está pidiendo comida, sino nuestras emociones, y recurrimos a ella como una forma de distracción o de llenar un vacío. Es fácil identificarla, solo tenemos que observar que aparece de modo repentino y para calmarla únicamente nos sirven ciertos alimentos. Además, cuando los comemos, lo hacemos de manera compulsiva, con tal desesperación que muchas veces ni los saboreamos.

En cambio, el hambre real es gradual y puede hacerse esperar. Estamos abiertos a diferentes opciones de comida, pues el principal objetivo aquí es saciarnos y nutrirnos. Hasta lo más soso nos parecerá un buen manjar porque tenemos hambre de verdad. Si se trata de hambre real, lo único que tenemos que hacer es prepararnos un plato saludable, saciante y nutritivo, y disfrutarlo. Por otro lado, si la que sentimos es emocional, seguiremos con el paso siguiente.

Paso 2. Preguntar lo que ha podido generar esa hambre emocional e intentar ponerle solución

Normalmente suele ocurrir cuando nos relajamos; por ejemplo, al llegar a casa después de un día duro de trabajo o de haber tenido una discusión con alguien. Por eso, el consejo que siempre suelo dar es que pensemos lo que nos ocasiona estos atracones, porque la solución está ahí: en aprender a gestionar los pensamientos, no darle tanta importancia a las cosas y no pensar que se acaba el mundo por cualquier motivo.

En este paso puede venir muy bien un psicólogo, pues hemos llegado al punto en el que la comida se ha convertido en el refugio emocional. Otras veces simplemente el hecho de tener unos minutos de reflexión sobre lo que estamos sintiendo y observar y debatir por qué queremos comer justo en ese instante puede ser de gran ayuda.

Paso 3. Aprender a gestionar esos momentos y que no acaben en atracón

Evita los productos de sabores fuertes

Que los hacen más palatables y, con ello, más adictivos, porque generarán más ganas por comerlos. Algunos de estos son los azucarados, los edulcorados, las bebidas alcohólicas, la pastelería industrial o los fritos, entre otros. Además, debemos tener cuidado porque contienen ingredientes que todavía potencian

4. NI EL HAMBRE EMOCIONAL NI LOS EDULCORANTES
NOS DEJAN ADELGAZAR

más su adicción. El más conocido es el glutamato monosódico, un potenciador del sabor proinflamatorio para el cuerpo que podemos encontrar incluso en productos considerados saludables, como las aceitunas o los encurtidos.

Al consumir este tipo de productos, en el cerebro se activa un sistema de recompensas que nos hace liberar neurotransmisores como la serotonina, que proporciona una sensación temporal de bienestar y calma, o la dopamina, relacionada con el placer y la recompensa. Esto puede llevar a una búsqueda constante de alimentos similares para experimentar nuevamente ese placer.

Aprende a decir «no»

En ocasiones el hambre emocional se genera por costumbres. Si todos los días después de comer estamos habituados a comernos un helado, el cuerpo, aunque no tenga hambre, nos lo pedirá. Y si no se lo damos, nos generará ansiedad. Si tras generar esa ansiedad volvemos a comerlo, la próxima vez esta será más grande para conseguirlo hasta que finalmente aprendamos a decir «no» o elijamos una opción que pueda asemejarse, pero que sea más sana, como un helado casero de fruta. Este alimento ya no será tan adictivo y el hecho de tener que prepararlo antes de comerlo hará que no nos apetezca a diario. Con el otro helado lo tenemos más fácil, simplemente es sacarlo de la caja y devorarlo.

Yo siempre lo explico con el ejemplo del bebé que quiere una paleta. Si cada vez que nos pide una, se la damos, será ya una costumbre para él. El día que no se la demos se enfadará y llorará porque sentirá que la necesita. Si cuando llora y se enfada se la ofrecemos, la próxima vez montará un espectáculo más grande hasta que se la volvamos a dar. Hasta que llegue el día que nos neguemos a hacerlo, le expliquemos que las paletas no son sanas y que a cambio vamos a comer fruta. Como es la única opción que tiene, se conformará.

Estimula la producción de dopamina y serotonina de forma natural

Mediante una alimentación saludable también podemos inducir la producción de estos neurotransmisores. Consumiendo alimentos ricos en triptófano y tirosina, como las carnes magras, el pescado, los huevos, los productos lácteos, los frutos secos o el cacao. Estos alimentos, entre otros, pueden contribuir a mantener un equilibrio adecuado de serotonina y dopamina en el cerebro, lo que influye en el estado de ánimo y las emociones, y nos hará sentir con más energía, alegría y en calma.

Es importante destacar que acciones como estar expuesto a la luz solar, hacer ejercicio físico, la calidad del sueño y la gestión del estrés también son fundamentales para potenciar el bienestar emocional.

Evita tener hambre entre horas

Haz comidas principales más saciantes y nutritivas, aumentando la cantidad de proteína y grasa en ellas y acompañándolas siempre de una buena ración de verduras que nos aporte fibra e hidratación. Aunque, si no podemos evitar picar algo, intentemos que sean opciones saludables y poco calóricas, ya que lo estamos comiendo sin hambre.

Come de forma consciente

Debemos comer despacio y sin estar distraídos, con la atención plena en lo que estamos consumiendo en el momento y saboreando los alimentos, sintiendo placer y satisfacción con cada bocado, dejando los cubiertos en la mesa y notando cómo en la boca se produce la saliva, que es la encargada de empezar el proceso de digestión. Cuanto más masticado lo traguemos, menos esfuerzo tendrán que hacer los órganos en la digestión y más ligeros nos sentiremos.

Busca distracciones saludables

Cuando nos venga el impulso por comer de forma emocional y sepamos con certeza que no se trata de hambre real, debemos evadirnos y buscar otro tipo de actividades que nos hagan desconectar. Como hemos dicho, la ansiedad genera mucha energía, aunque no la identifiquemos de esta forma. Pues una manera de aprovecharla y beneficiarnos de ella es hacer deporte cuando esto nos ocurra, aunque si la ansiedad llega por la noche o no tenemos especial interés en el deporte, podemos intentar relajarnos mediante meditaciones, pintando, leyendo o escuchando música.

Paso 4. No hacernos daño

Si finalmente hemos caído en la tentación de comer por atracón y era algo que no entraba en nuestros planes, no nos hemos de sentir culpables. Muchas veces, todos nos sentimos bichos raros y hasta avergonzados, pero estos altibajos forman parte del proceso y simplemente debemos aprender de ellos y así mejorar. Por el contrario, culparnos y decirnos cosas negativas solo hará que abandonemos el objetivo de mejorar, rindiéndonos y tirando todo por la borda. Debemos darnos las oportunidades que les daríamos a las personas que queremos, porque para poder estar bien con los demás, primero tenemos que estar bien con nosotros mismos.

RECUERDA

Los edulcorantes no son buenos para la salud, pues en exceso generan inflamación crónica.

Consumir edulcorantes puede ser la razón por la que no conseguimos perder peso.

Debemos acostumbrar el paladar a los sabores naturales de los alimentos.

Existen edulcorantes que endulzan hasta doscientas veces más que el azúcar, y estos sabores tan intensos provocan ansiedad por comer.

Hay ciertos pasos para gestionar la ansiedad por la comida de la mejor forma:

Identificar si se trata de hambre emocional o real.

Si es emocional, averiguar qué lo está ocasionando para ponerle solución.

Seguir pautas para no comer lo que pide esa hambre emocional; por ejemplo, evitar sabores fuertes durante el día, saciarnos en las comidas principales o buscar otras distracciones en el momento que sintamos la ansiedad.

Si finalmente hemos caído en la tentación, no debemos sentirnos culpables, pues forma parte del proceso de aprendizaje.

5
Microbiota y su conexión con el cerebro

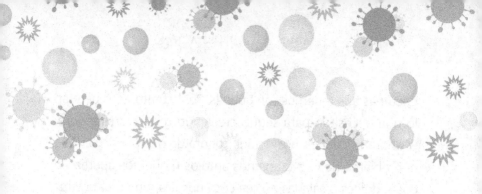

Como hemos visto en el capítulo anterior, lo que comemos repercute en lo que sentimos y viceversa. Solo tenemos que fijarnos en que cuando comemos alimentos ricos en triptófano, como el huevo, el plátano o los frutos secos, aumenta la producción de serotonina, que hace que estemos más felices. Además, estar nerviosos y emocionados por algo puede generarnos una descomposición que nos provoca retortijones y diarreas. ¿Cómo es posible? Porque hay un eje intestino-cerebro que lo explica todo.

El intestino y el cerebro están conectados por un nervio llamado vago a través del cual se envían señales.

> **El intestino está repleto de bacterias, estas mandan al cerebro señales del alimento que necesitan y nosotros, al percibirlas a través del cerebro, se lo damos.**

Es decir, las bacterias ejercen control en la comida que nos apetece comer. ¿Pero qué pasa con esto? Que no todas las bacterias que tenemos son buenas. Por lo tanto, ellas pedirán lo que necesitan para seguir creciendo y reproduciéndose. ¡Y ahora es cuando nos damos cuenta de que puede ser que el problema de que tengamos antojos y que nos apetezcan cosas dulces o saladas no sea cosa nuestra, sino de nuestras bacterias! Incluso pueden manipular cómo nos sentimos y lo que nos apetece comer, cambiándonos los receptores del sabor y haciendo que nos encontremos mal y tengamos que recompensarlos con sustancias que nos hagan sentir bien. Todo por su propia supervivencia. Por eso, puede que en algunos momentos de la vida nos apetezcan cosas que nunca nos habían llamado la atención. Un ejemplo muy claro está en las mujeres embarazadas. Muchas veces tienen antojos por alimentos que antes no les habían gustado y es porque en su cuerpo se están produciendo grandes cambios. Para que no nos quede ninguna duda, voy a empezar explicando lo que es la microbiota, ese término utilizado en cada uno de los capítulos y que parece ser muy importante.

La microbiota es la flora bacteriana de la que siempre nos han hablado, ese conjunto de microorganismos o bichitos, como yo les llamo, que tenemos en el cuerpo. Estos bichitos son casi todos bacterias, por eso nos referimos a ellas cuando hablamos de microbiota, pero también tenemos protozoos, hongos, parásitos, virus... y todos viven en simbiosis con nosotros. Lo que significa que les proporcionamos la residencia donde viven, que es nuestro cuerpo, y la alimentación que necesitan para seguir creciendo, y a cambio, ellos nos ayudan a desarrollar distintas funciones y a producir sustancias esenciales para tener, en general, una buena salud. Tenemos cien veces más bichitos que células, y eso que estas son entre treinta o cuarenta trillones. Estamos repletos de tantos que, uno detrás de otro, podrían dar dos vueltas y media a la Tierra.

La microbiota intestinal es la más poblada, pero también la tenemos en el resto del cuerpo, como en la boca, en la vagina o en la piel. Es fundamental cuidarla toda, ya que si hay desequilibrio en alguna, afectará a las demás. Por ejemplo, muchísimas personas empiezan con problemas de salud oral —halitosis, lengua blanquecina o amarillenta, aftas bucales—, y al no prestarles atención acaban provocando un desequilibrio de la microbiota intestinal.

En nuestra microbiota encontramos bacterias «buenas» y «malas», y es importante tener un buen equilibrio de ambas para poder realizar sus funciones y encontrarnos bien. Por ejemplo, dentro de las buenas están las del género *Bifidobacterium* y *Lactobacillus*, esenciales por su papel en la fermentación de alimentos y en la producción de ácidos grasos de cadena corta, beneficiosos para nuestra salud intestinal. Las malas, en cambio, si hay en exceso, pueden llegar a causar problemas. Por ejemplo, la *Escherichia coli (E. coli)* es beneficiosa en cantidades normales, pero ciertas cepas causan enfermedades gastrointestinales graves. Aquí podemos comprobar que las malas llegan a ser inofensivas si mantenemos un buen equilibrio.

Es cierto que la gran mayoría de las bacterias presentes en nuestra microbiota son neutrales, no son ni buenas ni malas. Además, cada persona es diferente, y dependiendo de los síntomas y del equilibrio que tenga en su cuerpo, le afectarán más o menos. Gracias a la microbiota estamos bien, tenemos salud, y esto es debido a la infinidad de funciones que tiene en el organismo:

- Es la encargada de defendernos contra microorganismos nocivos y de enseñar al sistema inmunitario a distinguir aliados de enemigos. Por esta razón, cuidar la microbiota de las personas con enfermedades autoinmunes es esencial para que su enfermedad no avance e incluso pueda mejorar.

- Influye en la respuesta inflamatoria del cuerpo. Desempeña un papel fundamental en enfermedades y alergias.

- Produce moléculas vitales como vitaminas del grupo B o ácidos grasos de cadena corta.

- Influye sobre las calorías ingeridas. Por eso decíamos que las calorías no eran importantes, pues cada persona extrae más o menos dependiendo de su microbiota. Y por esta razón, hay quien ingiriendo más calorías que antes pierde peso.

- Fabrica vitaminas, entre ellas la B12, la K y el folato, que después nosotros utilizamos. Muchas veces la deficiencia de estas tiene que ver con la microbiota.

- Interfiere en la absorción de nutrientes. Nos ayuda a captar las vitaminas y los minerales que nos aportan los alimentos que comemos en el día a día. Gracias a las bacterias nos nutrimos. Ahora entendemos que no somos lo que comemos, sino lo que nuestras bacterias absorben.

Los bichitos se apoderan de buena parte del cuerpo, desde la boca hasta el colon. Se estima que en el tracto gastrointestinal se agrupan entre quinientas y mil especies distintas de microorganismos, algunos se quedan siempre fijos, pero otros son como invitados de paso que vienen junto con la comida —bacterias comensales—. El estómago y la primera parte del intestino no son lugares ideales para el establecimiento de las bacterias debido a que el pH es demasiado ácido y por la presencia de las enzimas digestivas, por ello el sitio donde más se depositan y viven es en el intestino grueso o colon.

La microbiota se transforma conforme vivimos, comemos y crecemos, y, con ella, el sistema inmune madura según se va poblando por diversas bacterias que pasan a través del tracto digestivo.

> Cuanto mayor es la diversidad bacteriana, mayor respuesta tendrá el sistema inmune.

Por eso, para tener una microbiota en buen estado y que el sistema inmune nos defienda correctamente es fundamental llevar una alimentación antiinflamatoria variada y un estilo de vida saludable. Por otro lado, esto hará crecer y reproducirse a las bacterias buenas y frenará el crecimiento de las malas. Si a estas les falta su alimento, se acabarán muriendo de hambre y les darán ventaja a las buenas para proliferar a sus anchas.

Desde la gestación empezamos a formar nuestra microbiota

Los primeros años de vida son muy importantes para la salud que vamos a desarrollar en un futuro. Incluso la salud que tengan los padres antes de la gestación influirá en la del bebé cuando nazca. Por esto, que los padres adquieran hábitos saludables al menos seis meses antes de buscar el embarazo y se realicen una analítica completa donde se comprueben nutrientes y vitaminas, análisis genéticos, parámetros hormonales, etc., es muy positivo para la salud del futuro bebé. En algunos estudios se ha demostrado que los hijos de aquellas mujeres que tienen problemas digestivos antes y durante el embarazo, tendrán más posibilidades de nacer con alergias e intolerancias alimentarias, y hasta más predisposición a desarrollar enfermedades autoinmunes en su vida.

Mantener esos hábitos saludables durante la gestación es primordial. El feto se está alimentando de lo que la madre come, y se beneficiará de todos los hábitos saludables que ella lleve a cabo. Aquí estará empezando a formar su microbiota. Las primeras bacterias repercutirán durante su vida, tanto para bien como para mal.

El tipo de parto también influirá en su microbiota. El vaginal es muy beneficioso para la del recién nacido, ya que al pasar a través del tracto vaginal se impregna de microorganismos maternos, que le ayudan a establecer su propia flora y con ello nacer con un sistema inmune más fuerte que lo protegerá frente a infecciones, virus, asma... Es esencial igualmente no bañarlo durante al menos la primera semana para no dañar esa capa blanquecina con la que nace, pues actúa como defensa natural para él. Es interesante destacar que a veces el parto vaginal no es posible, y no es el fin del mundo, pues lo que suelen hacer en los hospitales más avanzados es coger ese flujo vaginal e impregnarlo por la piel del bebé. Además, su microbiota continúa formándose tras el nacimiento y se ve influenciada por la lactancia materna y la alimentación del niño a medida que crece.

La lactancia materna es un tipo de alimentación natural que le aporta al bebé la hidratación y la comida que necesita.

Es superimportante que desde el nacimiento hasta los seis meses tome solo leche materna si la madre puede proporcionársela. Además, se ha visto que los niños que se alimentan a través del seno de la madre tienen menos probabilidades de sufrir muerte prematura. Por otro lado, se ha observado que esta lactancia se asocia con el desarrollo cognitivo del bebé y hace que tenga mucha más capacidad intelectual en el futuro. También refuerza el sistema inmunitario tanto del bebé como de la madre. Eso sí, debemos tener en cuenta que la calidad de esta leche materna dependerá de la alimentación de la madre durante todo el proceso. La madre tomará la decisión de mantenerla el tiempo que considere necesario. Mientras el bebé esté lactando, tendrá un escudo frente a diferentes patologías.

Cambiar la predisposición de los genes mediante la alimentación

La alimentación que siga un bebé en sus primeros meses y años de vida será crucial, como hemos dicho, para su microbiota, pero algo muy sorprendente es que puede llegar a cambiar su predisposición genética. Esto es a lo que le llamamos epigenética. Cuando nacemos, heredamos los genes de nuestros progenitores y si, por ejemplo, uno de ellos tiene el gen de la diabetes tipo 1 y la heredamos, en un futuro podremos desarrollarla o no. Ahora bien, si nos alimentamos de forma saludable y seguimos buenos hábitos, podemos cambiar esa predisposición y nunca desarrollar la patología. En cambio, si estos no son adecuados, tendremos todas las papeletas para desarrollarla.

No es la primera vez que escucho la frase de «Yo ya sé que estaré medicado para la diabetes dentro de unos años, pues todos mis hermanos lo están y eso viene de familia. Así que voy a disfrutar mientras tanto y a comer lo que me apetezca». Si conocieran lo que es la epigenética y lo que realmente es la diabetes, estoy segura de que ni se plantearían esta opción, porque lo que está claro es que la alimentación saludable podría evitar esa patología al igual que otras. Y en el caso de que apareciera, existen distintos grados de la enfermedad y tan solo llevando una alimentación adecuada se podría gestionar sin necesidad de medicamentos.

La diabetes solo es un ejemplo de enfermedad, pero esto pasa con muchas otras. Incluso con las mentales, ya que como hemos comentado, el intestino tiene una conexión especial con el cerebro. Diversos estudios avalan la relación que existe entre la depresión y la microbiota, donde se comprobó que todos los pacientes que tenían depresión carecían de ácidos grasos de cadena corta —ácido butírico—. Es decir, de moléculas antiinflamatorias que producen las bacterias cuando realizan la fermentación, sobre todo de la fibra, en el colon.

> El butirato o ácido butírico, al reducir la inflamación del intestino, podría prevenir o mejorar los síntomas de depresión.

Se ha observado que existe una gran relación entre la diversidad bacteriana y la prevalencia de los trastornos mentales. A mayor diversidad, menor predisposición tendremos a padecerlos. Como sabemos, una alimentación variada y antiinflamatoria hace que esto sea posible y, lo cierto es que, cuando una persona sufre problemas como estrés o depresión, tiende a llevar malos hábitos alimenticios, lo que aumenta la predisposición a la enfermedad. Es la serpiente que se muerde la cola. En cambio, cuando comenzamos a mejorar nuestra alimentación, se observa una tendencia a experimentar mejoras en nuestro bienestar psicológico. Esta conexión nos recuerda la importancia de cuidar tanto el cuerpo como la mente.

Toñi era una mujer de sesenta y tres años con varias enfermedades autoinmunes, entre ellas artrosis, fibromialgia, tiroiditis de Hashimoto y espondiloartritis. Además, estaba con la menopausia, que la había hecho engordar veinte kilos, y presentaba multitud de síntomas como sofocos, insomnio e inflamación. Debido a este gran cambio de salud que había tenido en los últimos años y el gran aumento de peso, presentaba depresión y se medicaba a diario sin notar mejoría.

Su marido la animó a probar un reto mío de alimentación antiinflamatoria y desde ese momento empezó a motivarse. Tenía tal inflamación que en tres días perdió dos kilos. Pero esto no fue lo más importante, sino que Toñi tenía una vena cocinera y comenzó a aficionarse por la cocina saludable a través de los vídeos de elaboración de las recetas que le enviaba.

Le recomendé que se creara un blog de recetas para compartir las comidas que preparaba, y así lo hizo. La alimentación antiinflamatoria le ofreció beneficios en su salud: redujo la medicación para el dolor; perdió peso y recuperó poco a poco el normopeso; pero sobre todo, empezó a recuperarse de su depresión.

....

Como hemos dicho, una alimentación antiinflamatoria puede ayudar a regenerar la microbiota. Y es que la inflamación crónica tiene un impacto en el desequilibrio de la microbiota o disbiosis, creando un entorno menos favorable para las bacterias buenas y, al mismo tiempo, promoviendo el crecimiento y reproducción de las perjudiciales. Además, la inflamación crónica está relacionada con una menor diversidad bacteriana y con un aumento de la permeabilidad intestinal, al permitir que las bacterias y las sustancias que no deberían acceder al torrente sanguíneo lo hagan, y afectando negativamente a la microbiota intestinal y a la salud.

Es cierto que esta relación es bidireccional, lo que significa que un desajuste en la microbiota también puede generar inflamación crónica en el cuerpo. Por lo que mantener un equilibrio saludable en la microbiota intestinal mediante alimentación y hábitos antiinflamatorios es muy importante para prevenir y tratar enfermedades inflamatorias crónicas tan comunes hoy en día.

En los últimos capítulos nos vamos a centrar en cómo llevar una alimentación antiinflamatoria y regenerar nuestra microbiota. Y además, tendrás una prueba gratuita para aprender a introducirla en tu vida de la forma más sencilla.

RECUERDA

El intestino y el cerebro están conectados,
lo que hará que si comemos de forma saludable
y le damos al intestino los alimentos que necesita,
nos encontremos psicológicamente mucho mejor,
con más energía, mayor motivación
e incluso más felices.

Tener pensamientos negativos, estrés y socializar
menos también puede afectar a la microbiota.

Las bacterias del intestino ejercen control en
la comida que nos apetece comer. Si predominan
las bacterias malas en la microbiota, estas
mandarán señales al cerebro para que nos
apetezcan los alimentos que a ellas les alimentan.
Por eso, que tengamos ansiedad por alguno
específico es cosa de las bacterias.

Mejorar la microbiota nos ayuda a reducir
la ansiedad por la comida, a prevenir o tratar
patologías, a movilizar la grasa que tenemos
en el cuerpo y, con ello, a perder peso y a
ralentizar el envejecimiento.

La inflamación crónica puede hacer que
la microbiota se encuentre en mal estado y,
al mismo tiempo, un desajuste en ella puede
ocasionarnos inflamación crónica.

Llevar una alimentación antiinflamatoria
y elegir buenos alimentos nos ayudará
a tener una salud mejor.

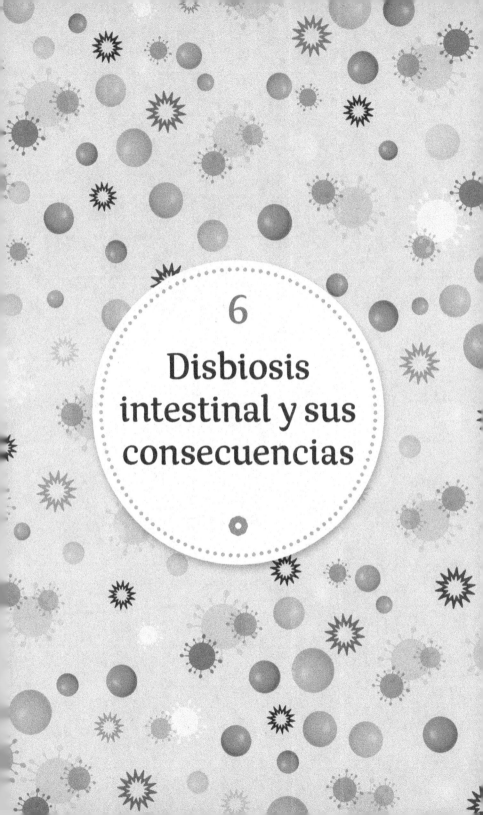

6

Disbiosis intestinal y sus consecuencias

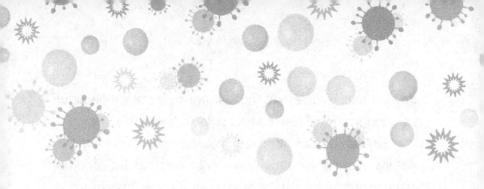

Hasta ahora hemos visto en todo lo que nos pueden beneficiar las bacterias si nos portamos bien con ellas. Pero cuando se desequilibran, pueden llegar a ser las peores enemigas. Esto lo llamamos disbiosis intestinal y ocurre porque las malas se encuentran en exceso en el intestino o por la presencia de algún patógeno como parásitos, hongos, levaduras... En muchas ocasiones, esto sucede como consecuencia de la poca diversidad de bacterias beneficiosas y por no alimentarlas bien. Si no las cuidamos morirán, dejando espacio a las malas para seguir creciendo y generando este desequilibrio. ¿Y cómo podemos saber si tenemos disbiosis intestinal? Pues mediante un test a partir de las heces. Es cierto que estos test no son económicos y, además, se pueden ver alterados fácilmente, lo que los hace poco exactos en muchas ocasiones. Para mí, lo más factible es observar nuestros síntomas, escuchar al cuerpo y no normalizar dolencias como solemos hacer.

Mi consejo siempre es centrarnos primero en mejorar nuestra inflamación y la microbiota mediante la alimentación antiinflamatoria y hábitos saludables, y ya si seguimos teniendo síntomas o molestias, indagar por si se tratase de algún patógeno como el *Helicobacter pylori* o la cándida.

Algunos de los síntomas que pueden indicar que sufrimos disbiosis son: dolor abdominal, hinchazón tras las comidas, estreñimiento o diarrea, reflujo, acidez, gases, malabsorción de nutrientes, intolerancias alimentarias, dificultad para perder peso, mucosidad en las heces o fatiga. Como ves, son prácticamente los mismos de una inflamación, y esto es porque siempre que hay disbiosis hay inflamación, y cuando hay inflamación y no la frenamos, probablemente acabará en disbiosis.

La disbiosis intestinal es el principio del cuento de prácticamente todas las patologías más comunes. A partir de esta alteración comenzamos a sufrir malabsorción de nutrientes y permeabilidad intestinal, y es cuando se desarrollan las enfermedades. Por eso hay que actuar a tiempo, ya que se irán complicando conforme avanza este desequilibrio.

Malabsorción de nutrientes

Como dije en el capítulo anterior, la microbiota interviene en la absorción de nutrientes. Cuando está en desequilibrio o se sufre una alteración intestinal, no es capaz de absorber los nutrientes de los alimentos que comemos a diario, como muchos tipos de vitaminas y minerales. En ocasiones tenemos déficit de nutrientes como el hierro, lo que lleva a una anemia. Por más hierro que tomemos no conseguimos que se quede en el cuerpo —esto se puede observar en una analítica de sangre—.

Volvemos al concepto de que no somos lo que comemos,

sino lo que nuestras bacterias absorben. Pues esto no depende de nosotros, sino de estos microorganismos que no nos permiten captarlo. El problema es que podemos entrar en un ciclo vicioso. La falta de hierro, o de cualquier otro mineral y vitamina esencial en nuestra microbiota, hará que esta empeore, por lo que impedirá todavía más la absorción y afectará incluso a otros nutrientes. En estos casos, es esencial abordar la disbiosis para restaurar la salud del intestino y, con ello, mejorar la absorción del hierro y de otros nutrientes esenciales. Acompañar este proceso con estrategias nutricionales puede ayudar mucho.

En el caso del hierro, nos caería muy bien el de origen animal, como la carne roja, moluscos o huevos, acompañándolo siempre de alimentos ricos en vitamina C y evitando tomarlo cerca de alimentos ricos en calcio o de café o té, para lo que conviene esperar al menos dos horas entre una toma y otra. Tomar un buen suplemento mientras solucionamos la disbiosis sería lo recomendable, siempre pautado por un profesional de la salud, como un nutricionista.

Los suplementos de hierro se suelen administrar en dosis muy altas, que en algunas ocasiones llegan a concentraciones de 100 mg, lo que hace que el cuerpo reaccione peor a él. Yo siempre recomiendo dosis más bajitas de 30-40 mg, pues su tolerancia es mayor y se absorbe mejor. Hace unos meses me comentó mi suegra que su madre estuvo tomando suplementos de hierro durante un tiempo y no le habían subido los niveles en sangre, y, además, no le sentaba muy bien. Analicé el suplemento y la concentración, y nos dimos cuenta de que era muy elevada, modificamos las cantidades, y hoy por hoy le sienta genial y se le ha regulado en sus analíticas.

Permeabilidad intestinal

El intestino tiene una barrera que es como el filtro por el que han de pasar todos los microorganismos, alimentos, fármacos y toxinas que entran al cuerpo antes de poder seguir avanzando hacia el torrente sanguíneo. Esta barrera está formada por unas células llamadas enterocitos, los cuales están ligados entre sí mediante uniones tan estrechas, que es imposible atravesarlas. El problema surge cuando estas uniones se rompen, pues permiten la entrada de sustancias no deseadas a la sangre, que acabarán causándonos problemas de salud graves.

PERMEABILIDAD INTESTINAL

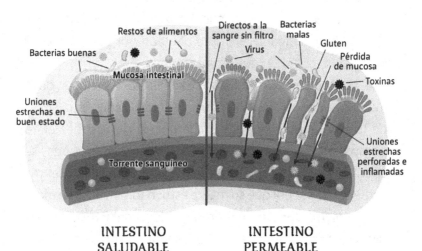

INTESTINO
SALUDABLE

INTESTINO
PERMEABLE

Para entender todo mucho mejor, es necesario explicar el proceso de digestión, que dura entre veinticuatro y setenta y dos horas, por esta razón podemos tener molestias digestivas debidas a alimentos consumidos incluso en días anteriores.

....

Un lunes me escribió una paciente diciéndome que algo de lo que comió en el plan que le había pautado le había sentado mal porque se encontraba inflamada. Analizamos sus comidas en los últimos días y resulta que el domingo había tomado cerveza, rebozados y postres, a lo que no estaba acostumbrada. Me insistía en que ese día se encontraba muy bien y que fue a raíz de comer el lunes. Le expliqué que el aparato digestivo es muy largo y los alimentos pasan por diferentes procesos de digestión, por lo que un alimento está al menos dos o tres días en el organismo.

—Lo que estás defecando hoy es lo que comiste hace unos días —le dije.

....

Cuando comienzo un plan de alimentación nuevo con mis pacientes, siempre les digo que debemos esperar al menos una semana para notar mejoría tanto digestiva como infla-matoria. En algunas ocasiones se ven beneficios el mismo día, pero esto dependerá de la persona y del momento en el que se encuentre. ¡Y ahora sí, empecemos con la digestión!

Boca

La digestión inicia desde el instante en el que pensamos qué vamos a comer. Ahí ya comenzamos a salivar y el estómago empieza a crear su ácido. Una vez que el alimento entra en la boca, los dientes lo muelen y secretamos saliva que contiene una enzima llamada amilasa, capaz de romper los carbohidratos en moléculas más pequeñas como la glucosa. Cuanto más mastiquemos, menos trabajo le damos al aparato digestivo.

El bolo alimenticio —como se le llama técnicamente a esta mezcla— pasa por la faringe y el esófago hasta llegar al estómago. Aquí encontramos una especie de válvula —cardias— que da la entrada al estómago y por la cual el alimento tiene que pasar. Su función principal es mantenerse cerrada para evitar que los contenidos del estómago vuelvan hacia arriba.

Estómago

Una vez que llega el bolo al estómago, este debe tener un nivel de acidez, medido en forma de pH, de entre uno y dos para que el ácido que se encuentra en él —el clorhídrico— pueda hacer sus funciones.

Cuando el ácido clorhídrico no se encuentra en el pH adecuado y está poco ácido, se dice que tenemos hipoclorhidria en el estómago. Es el principio de muchos de los problemas más frecuentes y es ocasionado por varios motivos, entre los que destacan los malos hábitos alimenticios, no dar al cuerpo tiempo para descansar entre una digestión y otra, el estrés crónico, la gastritis, etc. Y las consecuencias son las siguientes:

- *Dificultad en la digestión de las proteínas. El ácido clorhídrico descompone las proteínas gracias a la secreción de una enzima llamada pepsina. Si tenemos hipoclorhidria, podríamos sufrir una digestión inadecuada de las proteínas que nos provocará malestar, hinchazón y sensación de plenitud tras las comidas.*

- *Alteración en la absorción de minerales y vitaminas como vitamina B12, hierro o magnesio.*

- *Mayor riesgo de infección. El ácido del estómago nos protege frente a patógenos que pueden entrar en el cuerpo a través de los alimentos o del aire. Cuando el ácido es insuficiente, habrá mayor riesgo de sufrir infecciones o daños de bacterias frecuentes como el* Helicobacter pylori.

- *Reflujo gastroesofágico. La falta de ácido en el estómago puede hacer que el cardias no cierre correctamente y que el contenido del estómago se regrese hacia arriba. Como el esófago tiene las paredes más sensibles y poco protegidas, muchas veces notamos ese ácido que se nos repite, lo que llamamos ardor.*

- *Sobrecrecimiento bacteriano (SIBO) en el intestino delgado. Algo muy común hoy en día y que podría dañar la mucosa intestinal; ahora veremos la importancia que tiene en el proceso de digestión.*

Haciendo ciertos cambios en el estilo de vida y siguiendo algunas pautas nutricionales podemos mejorar. Para eso debemos:

- *Llevar una alimentación antiinflamatoria variada y rica en nutrientes, donde evitemos alimentos proinflamatorios como el azúcar, los edulcorantes, las grasas hidrogenadas y las bebidas carbonatadas, entre otros.*

- *Espaciar las comidas. Dar tiempo al cuerpo a producir el ácido suficiente para la siguiente digestión.*

- *No beber agua durante las comidas. El agua puede diluir el ácido todavía más, por lo que es mejor beber media hora antes de empezar y una hora después.*

- *Tomar un trago de agua con un poco de vinagre de manzana sin filtrar o de limón antes de las comidas para ayudar a acidificar el estómago.*

- *Tomar infusiones de jengibre con limón.*

- *Intentar no hacer comidas de digestión lenta.*

- *Evitar el alcohol y el tabaco.*

- *Aprender a gestionar el estrés.*

¿Y cómo podemos saber si tenemos hipoclorhidria? En muchas ocasiones, es difícil de diagnosticar debido a su variabilidad de síntomas, pero normalmente comienza por esos reflujos o eructos ácidos, gases, digestiones lentas e inflamación. Existen pruebas que nos miden el pH, aunque son un tanto invasivas. Ciertos parámetros que el médico nos puede solicitar en una analítica de sangre nos podrían guiar, como son la gastrina o la pepsina.

~~~~~~~~

Una prueba más casera y menos invasiva, aunque no se trata de un diagnóstico definitivo, es la del bicarbonato de sodio. Se trata de tomar en ayunas un vaso de agua con una puntita de una cucharada de bicarbonato y esperar a que salga un eructo. Si el estómago está ácido, esto debería

6. DISBIOSIS INTESTINAL Y SUS CONSECUENCIAS

ocurrir en unos dos o tres minutos. Si a los cuatro o cinco no has eructado, podría indicar que tienes un nivel bajo de ácido estomacal.

~~~~~~~~~~

Es muy frecuente tratar la hipoclorhidria de forma incorrecta, ya que la mayoría de los médicos suelen recetar algún protector de estómago, un medicamento que, como mencioné, es de los más consumidos, sobre todo de forma crónica. Se trata de un antiácido, y esto puede hacer que si tenemos problemas digestivos, los síntomas mejoren a corto plazo —sobre todo la acidez estomacal, la gastritis, el reflujo...—. El problema surge cuando al ver que hemos mejorado decidimos mantenerlo a largo plazo. Por no hablar del gran número de personas que lo toman «para prevenir», simplemente porque una vez se lo dieron y les fue bien.

Como hemos dicho, el ácido es importante para la salud y la digestión de los alimentos. Es cierto que en exceso tampoco es bueno, pero la gran mayoría de las veces se recomienda un antiácido pensando que lo que se tiene es un exceso de acidez cuando suele ser lo contrario. Esto, además de las consecuencias vistas en el apartado anterior, hace que suframos inflamación crónica y que la microbiota se desequilibre. ¿Qué conclusión podemos sacar? Básicamente que si empezamos a sufrir inflamación y problemas digestivos, tenemos que buscar el origen de lo que nos está ocurriendo y no simplemente ponerle un parche al asunto.

> Los medicamentos tienen su función
> y pueden venir muy bien en momentos
> puntuales, pero si no cambiamos el estilo de vida,
> lo más seguro es que cada vez vayamos a peor.

Intestino delgado

El quimo —el alimento parcialmente digerido— pasa al intestino delgado a través del píloro, la válvula que separa el estómago del intestino, que mide aproximadamente seis metros y es el sitio principal de la digestión y de la absorción de nutrientes. Está dividido en tres partes llamadas duodeno, yeyuno e íleon.

El duodeno es la primera parte donde entra el alimento digerido. Aquí actúan órganos como el hígado, el páncreas y la vesícula biliar, generando un cóctel de jugos increíble. Estos nos ayudarán a digerir carbohidratos, proteínas y grasas, a regular los niveles de glucosa en sangre, entre otras cosas, y juegan un papel importante en la eliminación de sustancias tóxicas o dañinas.

El quimo sigue su viaje hacia la última parte del intestino delgado, donde tiene lugar la absorción de nutrientes, ya que cuenta con una membrana mucosa en su superficie interna donde se encuentran las células de las que hemos hablado, los enterocitos. Si enfocáramos con un microscopio, veríamos unos pelillos llamados vellosidades, que son los que forman la famosa barrera intestinal. Todo lo que ha llegado hasta este punto del aparato digestivo puede atravesar esas vellosidades y acabar en la sangre o directamente continuar el camino hacia el intestino grueso y ya eliminarse como heces.

A mí me gusta comparar esta barrera intestinal repleta de células con una fila de guardias de seguridad. Los guardias son muy selectivos y darán paso hacia la sangre solo a los que cumplan con los requerimientos. Cuando ven nutrientes digeridos como glucosa, aminoácidos, ácidos grasos, vitaminas, minerales, sales minerales y agua, lo que el cuerpo necesitará para nutrirse y mantenerse sano, los dejan pasar. Pero frenarán el paso de sustancias no digeridas, de toxinas o de microorganismos.

Como ves, el organismo está muy bien protegido por esa barrera, pero existen casos en los que se puede desorganizar y dejar pasar sustancias que no deberían hacerlo. A esto se le llama sufrir permeabilidad intestinal, y generará, como es lógico, multitud de problemas de salud. ¿Verdad que una vez explicado el proceso de digestión se comprende mucho mejor? Y ya solo falta el paso por el intestino grueso.

Intestino grueso

Lo que queda después de la absorción de nutrientes se dirige al intestino grueso, y es en el colon donde se absorbe agua y se forman las heces a partir de los residuos que han ido quedando. Finalmente, estas se acumulan en el recto y acaban expulsándose a través del ano.

Reacciones alimentarias

Como hemos dicho, cuando la disbiosis intestinal se complica y no se trata a tiempo, puede desencadenar grandes problemas de salud. Cada vez nos encontramos con más intolerancias o sensibilidades alimentarias debido al estilo de vida y la alimentación que se sigue hoy en día. Una disbiosis intestinal y la inflamación crónica son la causa y también consecuencia de este tipo de problemas. Pues si estamos inflamados, perderemos la capacidad de digerir bien los alimentos, lo que acabará en malabsorción, intolerancias o sensibilidades, que, a su vez, nos causarán determinados síntomas dependiendo de si se trata de unas u otras.

Es importante diferenciar entre alergias, intolerancias, sensibilidad y malabsorción.

Alergia

Es una respuesta inmunológica a proteínas específicas de los alimentos. El sistema inmune ataca a nuestro propio cuerpo tras creer que estas proteínas son peligrosas y provoca reacciones como urticaria, picazón, inflamación en la piel o en el tracto respiratorio, generando dificultad para respirar. En los casos más extremos, pueden llegar a ser mortales. Suele ocurrir con los frutos secos, el huevo, la proteína de la leche de vaca, el pescado y el marisco, entre otros.

Intolerancia

Ocurre si el organismo es incapaz de digerir correctamente algunos alimentos por no poder secretar ciertas enzimas digestivas, como con la lactasa y tener intolerancia a la lactosa. Me explico mejor. La lactosa, «el azúcar de la leche», es un disacárido formado por la unión de glucosa y galactosa. Para poder ser digerida, necesita partirse en dos y que la glucosa se separe de la galactosa, si no, nos causará síntomas digestivos como diarreas, gases, dolor abdominal, hinchazón —los síntomas de una intolerancia—. La enzima encargada de romper esta lactosa en dos es la lactasa, que actúa como unas tijeras y hace que nos siente bien ese producto con lactosa.

Las personas intolerantes a la lactosa son incapaces de producir lactasa de forma natural, por eso sufren estos síntomas. ¿Sabes que los productos «sin lactosa» sí la llevan? Solo les incluyen la lactasa, que es la enzima que hace que podamos digerirlos bien.

Hay quien toma leche sin lactosa porque piensa que engorda menos o es más sana. Ahora entiendes que esta leche no tiene nada de especial, solo lactasa extra.

> Las personas que conviven con intolerantes a la lactosa no deberían tomar los mismos productos que ellos porque podrían volverse intolerantes.

El cuerpo, acostumbrado a recibir la lactasa de manera artificial, se habitúa a no producirla naturalmente y después puede costarle volver a hacerlo.

Sensibilidad

Es un término que se les asigna a las reacciones que nos ocasionan distintos tipos de alimentos y que no son alergias ni intolerancias. Los síntomas suelen ser leves —como gases o malestar digestivo, incluso dolores de cabeza o cansancio—

al consumirlos. Es consecuencia de algún problema de salud que estemos sufriendo ajeno a esto y que se manifiesta de este modo. Existe la famosa sensibilidad al gluten, que muchas veces se trata de una celiaquía sin diagnosticar y que nos podría estar ocasionando muchos daños.

Malabsorción

Ya la hemos comentado al inicio del capítulo y sabemos que la mal absorción es un trastorno en el que el intestino es incapaz de absorber adecuadamente los nutrientes de los alimentos, pero existe un tipo muy frecuente en la actualidad del que no me podía quedar sin hablar. Se trata de la malabsorción de la fructosa, un azúcar presente en muchos alimentos, en especial en frutas. Esto puede provocar diversos síntomas gastrointestinales, como diarreas o estreñimiento, gases, hinchazón, náuseas, dolor abdominal, acidez, mocos en heces o digestiones pesadas.

Existe malabsorción a la fructosa primaria o secundaria. La primaria, por lo general, se hereda de los padres y se suele diagnosticar en los primeros meses de vida, aunque se puede desarrollar a lo largo del tiempo. Se produce por el déficit de la enzima aldolasa B, necesaria para descomponer la fructosa en el intestino. La secundaria es ocasionada por una inflamación que daña la barrera intestinal. Puede ser momentánea, aunque también hacerse permanente. Se le llama secundaria porque procede de otra enfermedad, por ejemplo, SIBO, celiaquía, colon irritable... Estos pacientes suelen decir que todo les sienta mal.

> Todas las intolerancias, sensibilidades y malabsorciones del intestino se pueden revertir o, al menos, mejorarlas.

Es increíble, pero cierto. Al reducir la inflamación del cuerpo y regenerar nuestra microbiota seremos capaces de obtener esas enzimas necesarias para la digestión de estos grupos de alimentos y recuperar la salud intestinal, permitiendo la absorción de los nutrientes necesarios y digiriéndolos correctamente.

Síndrome de intestino irritable

No es una enfermedad como tal, sino un conjunto de síntomas gastrointestinales crónicos, como dolor abdominal, hinchazón, estreñimiento, diarrea y malestar. Es un diagnóstico de exclusión, ya que los médicos primero descartan enfermedades que puedan estar causando estos síntomas. Me he encontrado muchos casos de personas que sufrían síntomas digestivos y al acudir a consulta les han diagnosticado intestino irritable sin más, diciéndoles que esto les condicionaría a tener síntomas digestivos de por vida, y que lo único que podrían hacer sería tomar medicamentos para aliviar los síntomas. No te hablo de casos aislados, sino que esto cada vez se ve de forma más frecuente.

Por mi experiencia, el intestino irritable es la consecuencia de otras afecciones, y si no las tratamos, siempre nos quedaremos con los síntomas. Si, por el contrario, se busca la causa y se trata, es seguro que algún día acabaremos encontrándonos bien.

Después de toda esta información, sabemos que cuando tenemos intestino irritable, antes hemos sufrido inflamación crónica, porque esta siempre es el inicio de todo. Y seguramente nos ha ocasionado disbiosis y hasta ha llegado a permeabilidad intestinal. ¡Pues vamos a empezar a solucionarlo! Lo primero es seguir una alimentación antiinflamatoria bien pautada que nos permita regenerar también nuestra microbiota y cerrar esa permeabilidad intestinal. Si mejoramos, fenomenal, continuamos y se habrá acabado con el problema. Si no mejoramos, puede que el inicio de esta inflamación haya sido ocasionado por alguna bacteria, virus, levadura, hongo..., y entonces tendríamos que hacer pruebas y tratarlo mediante antibióticos, antifúngicos o herbáceos. Si sospechamos de algo de esto, podemos hacer las pruebas antes, mientras seguimos la alimentación antiinflamatoria guiada. Pero mi consejo es que no nos conformemos con el diagnóstico de intestino o colon irritable, porque al final acabará empeorando y nos podría producir otro tipo de patologías, como una enfermedad autoinmune.

Enfermedades inflamatorias intestinales

Son de las enfermedades digestivas más comunes y una de las principales causas por las que a muchas personas tienen que cortarles un trocito de intestino. Tratar estas patologías mediante la alimentación y hábitos saludables puede ahorrar muchas complicaciones graves. Dos son las principales: la enfermedad de Crohn y la colitis ulcerosa.

Enfermedad de Crohn

Evoluciona de forma recurrente con brotes que pueden afectar a todo el tubo digestivo, aunque predominan las afecciones en el íleon —parte inferior del intestino delgado— y en el colon. Los síntomas más frecuentes de esta enfermedad son dolor abdominal, diarreas, pérdida de peso, falta de apetito, cansancio, fisuras anales, náuseas y vómitos. Para su diagnóstico se deberán analizar los síntomas, realizar análisis de sangre y heces en busca de signos de inflamación, y colonoscopia para poder visualizar el intestino, identificar posibles áreas de inflamación y tomar biopsias del tejido que ayuden a confirmar el diagnóstico. Se debe vigilar muy de cerca porque puede tener complicaciones graves.

Colitis ulcerosa

A diferencia de la enfermedad de Crohn, esta solo afecta al colon y al recto, y se caracteriza por las úlceras o llagas que se van creando a medida que avanza la inflamación. Los síntomas son similares al Crohn: diarreas, pérdida de peso, dolor abdominal, cansancio y necesidad urgente de evacuar. Se diagnostica de la misma forma que el Crohn, mediante exámenes médicos.

Las personas que sufren una enfermedad inflamatoria intestinal como Crohn o colitis ulcerosa suelen presentar niveles elevados de calprotectina, una proteína que se encuentra en las células inflamatorias y se libera en las heces cuando hay inflamación. Ambas enfermedades se pueden mejorar mediante una alimentación antiinflamatoria.

....

Un paciente de tan solo veintitrés años se puso en contacto conmigo porque su enfermedad de Crohn iba avanzando y su médica le había advertido que si no mejoraba, el siguiente paso era cortar un trozo de intestino. Cuando me envió la analítica, tenía la calprotectina a 1700 —muy elevada— y esto significaba que había mucha inflamación. Me di cuenta de que se alimentaba muy mal —pese a que él pensaba que lo hacía genial y ya no podía cambiar nada más—.

Empecé a tratarlo con alimentación antiinflamatoria, deporte y algunos suplementos naturales como omega 3, cúrcuma y vitamina D para controlar las deficiencias de nutrientes que sufría. En los casos de inflamación extrema, en los que sabemos que hay disbiosis y que estas deficiencias son producto de una malabsorción de nutrientes, en consulta nos ayudamos de suplementos.

A los tres meses, al repetirse la analítica, la calprotectina había bajado a 50, se encontraba sin síntomas digestivos, había conseguido coger algo de peso y, tras la resonancia, su médica le comentó que había avanzado genial.

....

Diverticulitis

Esta se origina en el colon, específicamente en los divertículos, pequeños sacos que se forman en la pared del intestino grueso de algunas personas. Ocurre cuando se produce la inflamación o infección de estos.

La disbiosis intestinal y la inflamación crónica pueden desencadenar esta patología, aunque también podría obedecer a otras causas. Al disminuir la inflamación y equilibrar la microbiota notaremos una mejoría en la enfermedad. Se puede vivir perfectamente con esos divertículos en el colon sin presentar ningún síntoma. Eso sí, es importante seguir las pautas dietéticas y no consumir alimentos que contengan semillas o sustancias no digeribles que puedan colarse en estas bolsitas y producir daño.

> La decisión de tratar o prevenir todas estas patologías y valorar cómo va mejorando nuestra salud es lo que nos impulsará a mantener este nuevo estilo de vida. Otra razón más para concienciarnos y apostar por la alimentación antiinflamatoria.

RECUERDA

Gran parte de la población tiene disbiosis intestinal y no lo sabe.

La disbiosis es el inicio de la gran mayoría de las patologías.

Es en el intestino delgado donde se produce la mayor absorción de nutrientes, pero debe estar en buen estado para que esto ocurra, pues las principales consecuencias de una disbiosis intestinal son la malabsorción de nutrientes y la permeabilidad intestinal.

Las intolerancias alimentarias son cada día más comunes debido a esta disbiosis intestinal. Solucionándola, podríamos llegar a revertirla y empezar a tolerar alimentos que antes nos caían mal.

No debemos normalizar ni conformarnos con el diagnóstico de intestino o colon irritable, solo es un síntoma.

Las patologías digestivas se pueden prevenir, mejorar y tratar mediante una alimentación antiinflamatoria y un estilo de vida saludable.

7

La salud está en nuestras manos. Enfermedades autoinmunes y cáncer

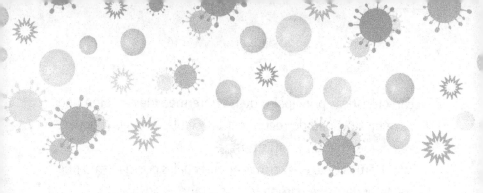

En el capítulo anterior hablábamos de la disbiosis, de la relación tan estrecha que tiene con el desarrollo de patologías digestivas y de cómo se pueden mejorar o prevenir mediante una alimentación antiinflamatoria.

Es lógico pensar que si nos alimentamos bien, el aparato digestivo no se verá afectado y evitaremos este tipo de patologías, ¿verdad? Lo que no es tan lógico, y es algo que suele extrañar mucho, es que una alimentación antiinflamatoria pueda prevenir o mejorar patologías autoinmunes como la psoriasis, la esclerosis múltiple o la tiroiditis, y que, por el contrario, la alimentación inflamatoria sea uno de los principales factores para su desarrollo.

Las enfermedades autoinmunes se producen cuando el cuerpo ataca por error a sus propias células, tejidos y órganos al identificarlos como posible daño o patógeno. En condiciones normales, el sistema inmune tiene la función de protegernos y defendernos contra las infecciones y las amenazas de bacterias, hongos, virus y otras sustancias perjudiciales, además de la capacidad de reconocer y aceptar sus propias células para así evitar atacar a su propio cuerpo. Por lo tanto, una de las características principales de las enfermedades autoinmunes es la incapacidad de reconocer las células propias y generar ese ataque hacia uno mismo.

Hemos visto dos formas por las cuales el organismo puede defenderse de patógenos o sustancias nocivas:

○ *La acidez del estómago. Como bien explicamos, es importante tener un pH en el estómago de uno-dos para frenar la entrada de los microorganismos que no son bienvenidos, y con ello prevenir infecciones o sobrecrecimiento de bacterias.*

○ *La barrera intestinal, que frena la entrada a la sangre de todo lo que no sean sustancias necesarias para el cuerpo, mientras que todo lo demás continúa por el conducto digestivo para ser excretado.*

Esta respuesta inmunitaria es innata y se trata de las primeras barreras por las cuales pasa cualquier sustancia posiblemente dañina. Todo lo que entra en el cuerpo lo hace por la boca, los ojos, los oídos, la nariz, los poros de la piel o los genitales. Si nos fijamos, en todos ellos se ha creado de manera natural una primera barrera o respuesta inmunitaria innata. El pelo, la piel, las lágrimas, el sudor, el cerumen y el moco forman parte de esta primera línea de defensa del organismo. Por ejemplo, en el caso de la piel, su capa más externa —epidermis— es resistente y dificulta la penetración de microorganismos, además de producir el sudor, que contiene sustancias antimicrobianas.

Una vez que el patógeno pasa a través de estas barreras y no lo hemos conseguido frenar, empieza a actuar el sistema inmune adaptativo o adquirido, el cual se ha ido creando y adaptando a nosotros a lo largo de la vida en función de nuestra forma de vivir, comer, sentir, digerir... Lo primero que hace es identificar y reconocer estos patógenos que entran al cuerpo, y una vez localizados, comienza con su respuesta inmunológica para eliminarlos. Durante este proceso se produce inflamación. Como vimos en el capítulo 1, la inflamación aguda es nuestra aliada, pues gracias a ella podemos defendernos de este tipo de amenazas y bichitos que nos quieren hacer daño. Una vez que los ha conseguido destruir, tiene la capacidad de desarrollar una memoria inmunológica, lo que significa que si en un futuro el mismo patógeno nos vuelve a atacar, seremos capaces de responder de forma más eficaz. Cuando haya finalizado con su función de ataque y destrucción, se encargará de disminuir la inflamación que haya podido ocasionar y eliminará, cicatrizará y regenerará la zona afectada. ¿No es maravilloso todo lo que hace el cuerpo por nosotros? Y tú, ¿qué haces por él?

Para que el sistema inmunitario pueda actuar de este modo tan eficiente, no debe haber inflamación crónica en el cuerpo, pues puede agotar los recursos del sistema inmunológico o alterar la composición de las células inmunológicas y reducir su capacidad para combatir infecciones y enfermedades. Además, la inflamación crónica puede volver al sistema inmune hiperactivo o menos eficiente en la identificación y eliminación de los microorganismos patógenos, y, al mismo tiempo, contribuir al desarrollo de enfermedades autoinmunes que, como hemos visto, surgen por el ataque hacia las células propias y los tejidos del cuerpo.

¿Verdad que ya empiezas a verle el sentido a que la alimentación tenga un papel importante en el desarrollo de estas patologías? Lo más increíble es que a través de la alimentación anti-inflamatoria podemos prevenir, tratar, mejorar síntomas y hasta curar las enfermedades autoinmunes. Y esto no lo digo solamente yo, sino multitud de estudios recientes y mi experiencia tratando a pacientes, entre ellos a mi marido. Cada año va aumentando la incidencia de las enfermedades autoinmunes y seguro que conoces a alguien que padezca alguna de estas:

- *Lupus, que afecta a la piel, articulaciones, riñones, corazón, pulmones y otros órganos.*

- *Psoriasis, que provoca la formación de placas escamosas en la piel.*

- *Esclerosis múltiple, que ataca al sistema nervioso y causa daño en la mielina que recubre las fibras nerviosas del cerebro.*

- *Tiroiditis de Hashimoto y enfermedad de Graves, que afectan a la glándula tiroides y pueden causar hipotiroidismo o hipertiroidismo.*

- *Artritis reumatoide, que causa inflamación y daño en las articulaciones.*

- *Enfermedad inflamatoria intestinal, como el Crohn o la colitis ulcerosa, de las que ya hemos hablado en el capítulo anterior.*

- *Diabetes tipo 1, que destruye las células productoras de insulina en el páncreas.*

- *Enfermedad celíaca, que daña las vellosidades del intestino delgado en respuesta al consumo del gluten.*

- *Espondiloartritis, que afecta a la columna vertebral, los tendones y ligamentos.*

- *Síndrome de Sjögren, que afecta las glándulas salivales y lagrimales, produciendo daño ocular y problemas a la hora de hablar o de deglutir (debido a la falta de saliva).*

Como decía, estas enfermedades son cada día más comunes y aún algunas son difíciles de diagnosticar, como en el caso de la celiaquía o la enfermedad de Hashimoto.

Tiroiditis de Hashimoto, el gran desconocido

Me encuentro con pacientes diagnosticados de hipotiroidismo que llevan medicados muchos años y a los que nunca les han mirado los parámetros de autoinmunidad, aun teniendo síntomas. En ocasiones, una vez que hemos revisado estos parámetros, nos hemos dado cuenta de que presentan respuesta autoinmune y su sistema inmunitario es el que está ocasionando que no se produzca suficiente hormona tiroidea. En ambos casos la alimentación antiinflamatoria es ideal para mejorar los síntomas y hacer que se produzca más hormona de forma natural, pero si finalmente se trata de una enfermedad autoinmune —Hashimoto—, es posible que no sea la única, que tengamos otras o predisposición a desarrollarlas. Saberlo nos va a ayudar a descartar, por ejemplo, la celiaquía, que está muy relacionada con el Hashimoto.

....

María, de diecinueve años, fue diagnosticada de hipotiroidismo tras aparecer en sus analíticas en varias ocasiones la TSH —encargada de la producción de hormona tiroidea— alterada durante los últimos años.

Desde la adolescencia, su TSH rondaba entre 4'7-6'5 mUI/L y su médico le solía decir que era por los cambios hormonales, sin prestarle mayor atención. Finalmente, en una analítica que se hizo cuando tenía dieciocho años, la TSH se había disparado a 11'2 mUI/L. Ahí fue cuando se le diagnosticó de hipotiroidismo y se le recetó la levotiroxina —hormona tiroidea—, medicamento con el que se suele tratar.

En ese momento la paciente preguntó al médico si era necesario incorporar alguna rutina de comidas o deporte, a lo que él le contestó que no era preciso porque estaba delgada. Cada cuatro o cinco meses repetían analítica y los parámetros no bajaban y los síntomas de cansancio, irritabilidad, estreñimiento, etc., continuaban. Fue cuando acudió a consulta y tras comprobar los parámetros de autoinmunidad nos dimos cuenta de que los tenía disparados, muy alterados. Es decir, tenía tiroiditis de Hashimoto.

Empezó a incorporar la alimentación antiinflamatoria y el deporte, y tras tres meses de tratamiento notó una mejoría de los síntomas y le disminuyó la TSH a 1'5 mUI/L, por lo que tuvieron que ir bajándole la dosis de levotiroxina.

....

Lo que más impotencia me da de este caso es el poco valor que se le da al estilo de vida frente a las patologías. ¿Por qué el médico le dijo que no era necesario establecer buenos hábitos? Aunque desconozcas la conexión que existe con la alimentación, el deporte y la tiroides, ¿qué va a tener de malo alimentarse de forma saludable y hacer ejercicio? No creo que lo hiciera con ninguna mala intención, incluso muchas veces he llegado a pensar que lo hizo por no crearle un complejo de peso a esta niña en plena adolescencia, ya que la gente relaciona alimentación sana y deporte con estrategias para perder peso y no con establecer un hábito de salud con el cual podamos prevenir, tratar y mejorar síntomas de muchas patologías.

Como ves, la alimentación y el ejercicio físico en las enfermedades autoinmunes son muy importantes. En el caso del Hashimoto, el problema no está en que no pueda producir hormona tiroidea porque haya un fallo en su tiroides, sino porque su sistema inmunitario está hiperactivado y está atacando a la glándula tiroidea. Igual que lo hace con esta, podría hacerlo con otros órganos o tejidos en cualquier momento.

> Reducir la inflamación y regenerar la microbiota intestinal es la solución para que el sistema inmune vuelva a trabajar con normalidad, por eso es esencial identificar siempre el origen de cualquier patología.

Enfermedad celíaca

Otra de las patologías autoinmunes que más cuesta diagnosticar es la celiaquía. ¿Sabías que era una enfermedad autoinmune? La gran mayoría de las personas piensa que se trata de una alergia o una intolerancia. Según la Federación de Asociaciones de Celíacos de España, se estima que una de cada cien personas padece enfermedad celíaca y que alrededor del 85 % de los afectados no han sido diagnosticados. En este caso, de los cuarenta y ocho millones de habitantes que tiene España, cuatrocientos ochenta mil serían celíacos y cuatrocientos ocho mil no lo sabrían —que en mi opinión podrían ser muchos más—. Cada vez es más común conocer a alguien que no puede llevar una vida normal porque tiene problemas digestivos, diarreas o, simplemente, mucha inflamación en la barriga al comer cualquier cosa. A mí me pasó.

Hace unos años, tuve una época en la que después de comer me tenía que ir corriendo al baño. No sabía por qué, pero estaba claro que había algo que me sentaba mal. Aún recuerdo esa sensación de agobio al pensar que iba a tener que vivir así el resto de mi vida. Y lo peor de todo era que cada vez se agravaba más, hasta tal punto que me empezaron a salir ronchas por todo el cuerpo. Iba día sí, día no al médico y lo único que me decía era que eso se debía al estrés. ¿En serio? ¿Estrés? Es cierto que en aquella época ya tenía demasiado trabajo y coincidió con momentos difíciles, pero era obvio que no podía ser esa la única causa. Así que decidí empezar a tratarme a mí misma, tal como había hecho con algunos de mis pacientes con problemas digestivos. Comencé a seguir una alimentación antiinflamatoria, y entre otras cosas eliminé el gluten de mi alimentación porque notaba que no me sentaba muy bien. Para mi sorpresa, quince días después, las ronchas de la piel habían desaparecido por completo. Y los problemas digestivos iban mejorando. No me lo creía. Desde ese día he seguido una alimentación antiinflamatoria y sin gluten. ¿Quiere decir eso que soy celíaca? Según el sistema de salud actual, no. Me he realizado todo tipo de pruebas —volviendo a comer gluten— y siempre he dado negativo. Pero cada vez que lo incorporo a mi alimentación vuelven los problemas digestivos. Por lo que parece, dar negativo en las pruebas es algo bastante más normal de lo que pensamos.

El principal problema por el cual la gran mayoría de personas celíacas no están diagnosticadas es porque esta enfermedad no siempre tiene síntomas con los que podamos identificarla como tal. Por ejemplo, he tenido pacientes que tenían dolores frecuentes de cabeza, dolores menstruales fuertes, aftas bucales y estreñimiento, y al hacer las pruebas nos hemos dado cuenta de que eran celíacos. Al quitar el gluten y disminuir la inflamación hemos conseguido que todos esos síntomas desaparecieran. Pero cuesta que entre en la cabeza que la celiaquía es mucho más que barrigas hinchadas, diarreas y pérdida de peso. Existen individuos que debido a la celiaquía sin diagnosticar no pueden perder peso porque el gluten se lo impide.

Como hemos explicado, la celiaquía se origina porque el sistema inmunitario crea anticuerpos contra el gluten, atacando a las vellosidades del intestino por la inflamación que genera. No se trata de alergia ni intolerancia ni existen distintos grados de celiaquía. A todos los celíacos el gluten les afecta de la misma forma en su cuerpo, aunque algunos tengan síntomas más representativos como diarreas tras consumir gluten, por ejemplo. Puede que a los que no tienen diarreas les genere infertilidad, impidiéndoles tener hijos, o les ocasione inflamación crónica que les lleve al desarrollo de otras patologías autoinmunes como tiroiditis de Hashimoto.

Si somos celíacos, una ingesta mínima de gluten nos hará daño. Por eso, hay que tener cuidado con las trazas y la contaminación cruzada. Esto significa que hay productos que, aunque no lleven gluten de forma natural, como las lentejas, al manipularse cerca del trigo suelen contener contaminación por gluten y trazas —trocitos pequeños—, y eso también perjudica.

Si sospechamos que podemos ser celíacos, debemos seguir estos pasos:

◉ *Empezar una alimentación antiinflamatoria para descartar que fuese inflamación.*

◉ *Realizar las pruebas de celiaquía necesarias. Es importante no quitar el gluten hasta realizarlas porque muchas podrán salir negativas sin serlo, lo que llamamos un falso negativo. Existen muchas personas sin diagnosticar que sufren cada día esta enfermedad en silencio porque para que nos consideren celíacos tenemos que cumplir cuatro de estas condiciones:*

  • *Serología. Mediante la medición de la antitransglutaminasa en analítica. Suele ser fiable en niños menores de cuatro años; y en el caso de los adultos, no tanto porque para poder salir positivo hay que presentar atrofia en las vellosidades y estar comiendo gluten como mínimo en los últimos tres meses.*

  • *Pruebas genéticas. Hay más de cincuenta genes relacionados con la celiaquía. Normalmente los celíacos siempre presentan HLA-DQ8 Y HLA-DQ2, por lo que son los más medidos. Se realiza mediante una analítica de sangre y, si es positivo, seguramente nuestros padres, abuelos, hijos, hermanos, también lo sean. Puede salir positivo aunque no comamos gluten.*

  • *Biopsia en el duodeno. Mediante una endoscopia, cogen una muestra de las vellosidades del intestino y ven el grado de lesión. Si hay lesión, seguramente nos diagnostiquen como celíacos. Es de las pruebas más fiables, pero solo vale si hemos estado comiendo gluten en los últimos meses.*

- Comprobar si tenemos síntomas de celiaquía:
  - Aumento de las transaminasas del hígado
  - Aumento del colesterol
  - Dolores de cabeza
  - Dermatitis
  - Aftas bucales, herpes en el labio, caries en los dientes
  - Infertilidad
  - Epilepsias
  - Anemia ferropénica
  - Menopausia precoz
  - Diarreas/estreñimientos
  - Gases
  - Reflujos
  - Dolores menstruales
  - Fatiga
  - Otro tipo de enfermedades como hipotiroidismo
  - Caída del cabello
- Observar si hay respuesta al llevar una dieta sin gluten, ya que se suele notar mejoría al inicio al ser celíaco.
- Descartar otras patologías que puedan estar relacionadas con el malestar: permeabilidad intestinal, resistencia a la insulina, Helicobacter pylori, SIBO...

Quita el gluten de la alimentación, incluyendo las trazas. Una vez descartado todo lo anterior, solo nos queda probar quitando el gluten y observar si hay mejora. Si al retirarlo hemos mejorado pese a no ser celíacos, mi consejo es que nos consideremos como tales, pues existen muchos falsos negativos. Este es mi caso.

Esclerosis múltiple

Existen muchas enfermedades autoinmunes y no podemos hablar de todas en particular, pero sí quiero repetir y remarcar que todas se pueden prevenir, tratar, mejorar sintomatologías e incluso volver neutrales. ¿Y qué significa esto último? Que podemos tener la enfermedad sin síntomas y sin medicarnos gracias al buen manejo del sistema inmunitario. ¡Me encanta escribirlo una y otra vez!

Como te decía, mi paciente cero fue mi marido. A él le diagnosticaron esclerosis múltiple (EM) a raíz de sufrir una neuritis que le ocasionó la pérdida de la visión de un ojo hace unos años. No le pusieron medicación, pues los daños eran muy leves. No todo el mundo tiene la suerte de perder la visión de un ojo en su primer brote ni topa con profesionales que sepan relacionarlo con EM. No obstante, en ese momento se nos vino el mundo encima.

Averigüé que la esclerosis múltiple era una enfermedad autoinmune y que, como tal, su avance y sintomatología se rigen por la alimentación y el estilo de vida. Me di cuenta de que podíamos controlarla o al menos hacer que no fuese a más. Y así lo hicimos. Esto nos impulsó a empezar a investigar sobre ella. Y digo «nos» porque él también comenzó a indagar y hacer los cursos conmigo mientras lo poníamos en práctica juntos. Fue entonces cuando aprendí realmente sobre nutrición antiinflamatoria. Cada día me atrevía a tratar pacientes de forma más profunda y a explorar sobre los síntomas, analíticas y sensaciones de estos.

Su neuróloga nos dice que no se explica el caso de Alberto, que con los años que lleva ejerciendo y tratando a pacientes con EM nunca ha visto algo igual. Además, al mismo tiempo, veíamos muchos casos de éxito en consulta con pacientes con enfermedades autoinmunes. Hoy por hoy sigue sin medicación tras cinco años del diagnóstico. Las lesiones que tuvo al inicio han sido las únicas hasta ahora e incluso en las resonancias se observa cómo algunas ni se ven porque se están empezando a cicatrizar. Eso sí, hay que destacar que no es solo suerte y azar —seguro que también la hay—, pues detrás de esto hay un esfuerzo inicial por cuidarse y estar sano, algo que finalmente se convierte en rutina y sin lo que no puedes vivir, porque te encuentras tan bien que tu cuerpo te pide volver. Su alimentación es antiinflamatoria, se realiza analíticas completas cada seis meses para revisar nutrientes y parámetros importantes, toma los suplementos necesarios y su estilo de vida es muy sano. Esto es lo que hace que se encuentre mejor que antes de que le diagnosticaran la enfermedad.

Quiero aclarar que mi marido no está tomando medicación porque su neuróloga, debido a las mínimas lesiones que tuvo al inicio y sus inmejorables avances, ha decidido no medicarlo. No todos los casos son iguales y la medicación a veces es necesaria. Nunca hay que eliminarla o reducirla porque sí, pues esto lo tiene que valorar un médico especializado en la enfermedad. Podemos pedir segundas, terceras o cuartas opiniones, pero jamás actuar por nuestra cuenta.

....

Luisa, de cincuenta y seis años, contactó conmigo para perder veinte kilos que tenía de más. Me indicó que no sabía si iba a poder conseguirlo, ya que estaba en silla de ruedas debido a la afectación que le había ocasionado la EM. Yo la animé a empezar y le informé que podía venirle muy bien para su enfermedad. Se animó y comenzó con un plan antiinflamatorio.

A los tres meses me escribió: «Me encuentro muy bien, tengo menos dolores y estoy notando buenísimos cambios en mi cuerpo. Me he quitado seis kilos, nueve centímetros de cintura, doce de barriga y siete de pierna. Esto es lo mejor que me ha podido pasar en mucho tiempo. He encontrado mi nueva forma de vida».

Continuó con el plan otros tres meses más y volvió a escribirme: «Esto es increíble, ya no solo estoy contenta por el peso que estoy perdiendo sin poder hacer deporte, sino que he mejorado emocional y motrizmente. Puedo caminar con muletas y no he tenido ningún brote desde que empecé con el plan antiinflamatorio».

Habíamos conseguido que Luisa, en silla de ruedas, con sobrepeso, dolores frecuentes y movilidad muy reducida, perdiese peso, redujera sus dolores y pudiese caminar con ayuda. Maravilloso lo que pudo hacer la alimentación y, por supuesto, su gran esfuerzo.

....

Hace tiempo contaba el caso de Luisa en una entrevista y una amiga me escribió preguntándome si era verdad lo que estaba narrando. Me dijo que era tan asombroso que sabía que muchas personas iban a dudar de esta realidad. Pensé que si ella, siendo mi amiga, podía dudar, no me quería imaginar a quien no me conociera. Me creas o no, no pierdes nada por probar. Al contrario, ganarás salud y, con ello, calidad de vida.

El cáncer y lo que tenemos que saber sobre él

Llegados a este punto, entendemos el papel que juega la alimentación en el avance, la disminución de los síntomas y, en muchos casos, en la neutralización de la enfermedad. Pero ¿y si nos toca padecerla porque está marcado en nuestra genética? ¿Podemos hacer algo al respecto? Claro que sí. ¿No recuerdas el capítulo 5 cuando hablábamos de epigenética? Podemos cambiar la predisposición de los genes mediante la alimentación y hacer que no lleguemos a desarrollar la patología, y esto es un hecho que debemos aprovechar, pues antes no se conocía. Ahora tenemos la oportunidad de prevenirlo y tener el sistema inmune fuerte y activado para que responda frente a cualquier ataque y que, además, no se equivoque en identificar la amenaza.

El cáncer, la enfermedad más temida en la actualidad y la cual se lleva la vida de multitud de personas cada día, es consecuencia del crecimiento incontrolado de células que invaden el cuerpo. La cancerígena es una célula normal que sufre una mutación genética por diversos motivos, entre los que se encuentran la inflamación crónica del cuerpo y los hábitos insanos como el tabaco o la sobreexposición a tóxicos ambientales. Y cuando ocurre esto puede que el sistema inmune se ponga en marcha para evitar que se sigan reproduciendo y se desarrolle un cáncer o que la célula mutada encuentre un ambiente favorable donde crecer debido a que el sistema inmune se encuentre hiperactivado y no sepa identificarlas como células malignas.

El ambiente favorable del que hablamos se caracteriza por una inflamación crónica, una disbiosis o desequilibrio de la microbiota intestinal, déficit de vitamina D —de lo que hablaremos más adelante—, picos de glucosa en sangre, mala alimentación, estrés o conflictos no resueltos, falta de ejercicio físico, aislamiento social, estrés oxidativo —relacionado con el envejecimiento precoz, sobre lo que trataremos también en las próximas páginas—.

El caso de mi abuelita me impulsó a seguir especializándome en nutrición antiinflamatoria. En 2018 le diagnosticaron un cáncer de páncreas con setenta y tres años. Una persona fuerte, alegre, saludable, con ganas de vivir. Para mí era como mi madre, mi confidente, la que me apoyaba en todas las decisiones que tomaba. Quizás me entiendas. Falleció doce meses después y es el dolor más grande que he sentido. Todavía me duele el pecho y han pasado ya unos cuantos años. Había tenido problemas digestivos toda su vida, reflujos y distensión abdominal. Su médico siempre le decía que eran gases y no le daba mayor importancia, pero esos dolores no eran normales. Estoy segura de que si hubiese tenido la información que se tiene hoy en día y hubiera reducido esa inflamación, no se le habría desarrollado el tumor. En esos momentos no tenía los conocimientos que hoy tengo, pero por ella luché y lucho cada día, por ayudar a muchas personas que, igual que mi abuelita, no saben que sufren inflamación y pueden hacer mucho para que no empeore hasta acabar con su vida.

RECUERDA

Las enfermedades autoinmunes se producen
porque el cuerpo ataca por error a sus propias
células, tejidos y órganos al identificarlos como
posible amenaza o patógeno.

○

La celíaca y la tiroiditis de Hashimoto
son enfermedades autoinmunes muy comunes
que no se suelen diagnosticar fácilmente.
Estas patologías sin diagnóstico ni solución
pueden desencadenar otras
más graves.

○

La alimentación antiinflamatoria
junto con hábitos saludables podría ayudar
a frenar el desarrollo de multitud
de enfermedades, como las autoinmunes
o el cáncer.

○

Existen factores ambientales y genéticos
que no dependen de nosotros, pero si tenemos un
cuerpo sano, equilibrado y desinflamado, estos
afectan mucho menos por la epigenética y la
capacidad del cuerpo de filtrar y limpiar
el organismo, siempre y cuando todo funcione
con normalidad.

Aunque no hayamos podido frenar el desarrollo de la patología, mediante estos hábitos podemos reducir la sintomatología y disminuir o incluso eliminar la medicación, manteniéndonos estables.

Espero que esto nos impulse a cuidarnos para ganar salud y calidad de vida... <3

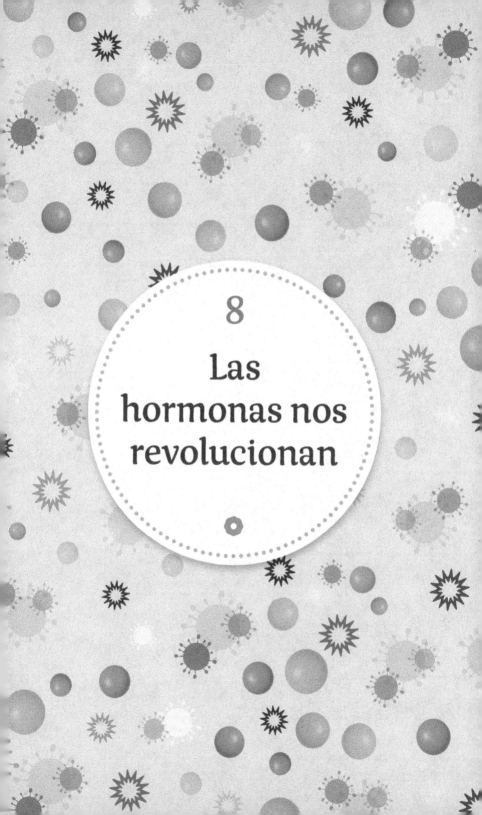

8

Las hormonas nos revolucionan

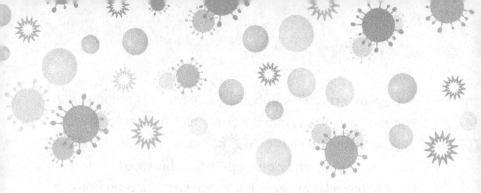

Las hormonas nos revolucionan» me parece una frase muy representativa de lo que puede ocurrir en el cuerpo cuando sufrimos cambios hormonales, ya que tienen un fuerte impacto tanto en el funcionamiento de los procesos naturales como en el estado de ánimo de una persona.

Las hormonas son sustancias químicas que actúan de mensajeras. Se producen en glándulas como la tiroides, la pituitaria o la suprarrenal, entre otras, que las liberan al torrente sanguíneo para enviar diversas señales al organismo; por ejemplo, al liberar la melatonina, avisa que es hora de dormir. Además, desempeñan un papel importante en algunas funciones, como mantener estables los niveles de azúcar en sangre —insulina—, regular el ciclo menstrual y mantener la salud del sistema reproductivo —estradiol—, ayudar a controlar la sensación de saciedad o regular la ingesta de alimentos —leptina—. También pueden influir en los cambios de comportamiento y estados de ánimo, como en el caso del cortisol, fundamental para el estrés.

Las hormonas nos acompañan en todas las etapas de nuestra vida y en momentos precisos como en la pubertad, el ciclo menstrual, el embarazo, el parto y la menopausia. Sufrimos diversos cambios hormonales que muchas veces pueden repercutir en la calidad de vida si el organismo no se encuentra en las condiciones óptimas. Sobre todo las que más los sufren son las mujeres. Por lo que vamos a centrarnos en la salud hormonal femenina.

El ciclo menstrual

Con los cambios hormonales, se producen modificaciones en el organismo que derivan en inflamación, como en el caso de la disminución de estrógenos. Durante el ciclo menstrual, y sobre todo cuando entramos en la menopausia, disminuyen los estrógenos y nos inflamamos, de ahí las molestias premenstruales y los síntomas de menopausia. Cuanta más inflamación crónica haya en el cuerpo, mayor sintomatología tendremos en estos procesos. Por eso hay mujeres que ni se enteran de que les va a bajar la regla y otras que no pueden vivir sin su medicación para el dolor.

Es importante conocer el ciclo menstrual para llegar a entenderlo del todo. Dura aproximadamente veintiocho días, aunque esto depende de la persona y el mes. Consta de cuatro fases que se repiten de forma cíclica, y el principal objetivo de cada ciclo es prepararnos por si se produjera el embarazo. Durante este proceso vamos notando cambios en el estado de ánimo, según las hormonas que predominen, además de cambios físicos como inflamación en algunas zonas del cuerpo.

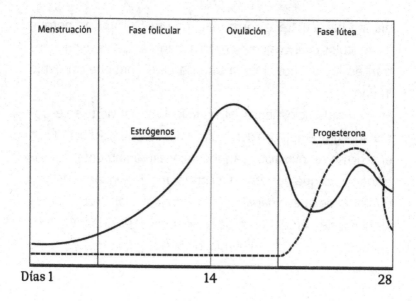

Menstruación	Fase folicular	Ovulación	Fase lútea

Estrógenos

Progesterona

Días 1   14   28

Fase menstrual

Comienza el primer día de regla con el sangrado y suele durar entre tres y siete aproximadamente. Aquí es cuando el cuerpo se desprende del endometrio, que es la capa que recubre el interior del útero y que se había creado durante todo el ciclo anterior con el objetivo de nutrir al óvulo en el caso de implantarse y producirse un embarazo. Como no se ha producido, nos desprendemos de él mediante la menstruación. En este proceso los estrógenos y la progesterona están bajitos, por lo que podemos experimentar más cansancio y síntomas menstruales.

Fase folicular

Después de la regla entramos en esta fase en la que el cuerpo comienza a prepararse para otro posible embarazo. Desde el día seis hasta el trece aproximadamente. Se llama así porque los folículos ováricos comienzan a madurar. Estos se encuentran en los ovarios y cada uno de ellos contiene un óvulo inmaduro.

En cada ciclo menstrual, un folículo se convierte en el dominante y se empieza a desarrollar para después ser liberado en el proceso de ovulación. Aquí comienzan a aumentar los estrógenos, lo que nos ayuda a controlar el crecimiento del endometrio de nuevo para la posible implantación. Debido a ese aumento de estrógenos, sube la serotonina y la dopamina, nos encontramos con más energía, bienestar y con mejor estado de ánimo.

Ovulación

Ocurre aproximadamente a mitad del ciclo, entre el día catorce y el veintiocho. Se trata del momento en el que el óvulo maduro es liberado de uno de los ovarios y está listo para ser fecundado. Los estrógenos llegan a su punto más alto y esto hace que nos encontremos con mayor deseo sexual y sigamos con esa misma energía.

Fase lútea (premenstrual)

Tras la ovulación, el cuerpo se prepara para un posible embarazo. Su nombre se debe a que en esta fase se forma un cuerpo lúteo, cuya función principal es producir progesterona, lo que hace que el endometrio se vuelva más grueso para que el óvulo fecundado se pueda desarrollar. Es decir, gracias a ella puede producirse el embarazo. En cambio, los estrógenos alcanzan su nivel más bajo para preparar el óvulo para la posible implantación y evitar que haya una ovulación secundaria y dé lugar a un embarazo múltiple.

En este punto, al tener tan bajos los estrógenos y tan alta la progesterona, se genera el llamado síndrome premenstrual, donde nos inflamamos, nos falta motivación, tenemos más hambre y menos capacidad para regular la glucosa en sangre. Si no hay embarazo, la progesterona disminuye de nuevo y el ciclo vuelve a comenzar con la menstruación al desprenderse todo a través de la vagina.

> Los estrógenos y la progesterona son imprescindibles, pero sus picos de subidas y bajadas nos provocan inflamación.

El aumento de la progesterona durante la fase lútea, y también durante el embarazo, provoca inflamación aguda —necesaria— en el cuerpo, esta es la razón por la que en la fase premenstrual notamos molestias como sensibilidad en las mamas, dolor de ovarios e inflamación —retención de líquidos—. Esto también ocurre a consecuencia de la bajada de estrógenos, los cuales tienen funciones esenciales porque, además de ser los responsables del desarrollo sexual secundario durante la pubertad, del crecimiento de las mamas, del ensanchamiento de caderas, de la maduración de los órganos reproductivos y de hacer posible el ciclo menstrual, también

- *ayudan a tener una densidad ósea adecuada, lo que reduce el riesgo de osteoporosis;*

- *contribuyen a la formación de colágeno, que hace que mantengamos las mucosas genitales, generemos lubricación y mantengamos en buen estado piel, pelo y uñas;*
- *tienen un efecto protector frente a las enfermedades cardiovasculares;*
- *influyen en la distribución de la grasa y en la regulación del apetito;*
- *pueden regular la sensibilidad a la glucosa y ayudar a mantener estables sus niveles en la sangre;*
- *influyen en el estado de ánimo, ya que ayudan a liberar triptófano, que es el precursor de la serotonina, y esta actúa como un antidepresivo natural.*

¿Ves que es lógico que las mujeres tengamos dolores menstruales?

Molestias menstruales y desequilibrio hormonal

Debemos tener en cuenta que estas molestias han de ser leves. Si se trata de dolores que no podemos soportar y que nos obligan a medicarnos para poder seguir con normalidad, no nos conformemos. Seguramente estemos sufriendo más inflamación de lo normal. Me explico. Es común inflamarse un poco durante el proceso menstrual porque, como hemos visto, una alteración de las hormonas en la fase lútea puede inflamar. Pero se trata de una inflamación aguda: tenemos la capacidad de frenarla con el sistema inmunitario y de recuperarnos tras unos simples síntomas. Pero si la inflamación va a más y tenemos síntomas muy fuertes, podría ser por dos motivos:

Por una inflamación crónica previa

Como me pasaba a mí hace unos años. Cada vez que me bajaba la regla era una odisea. Me daban unos pinchazos increíbles en los ovarios, unas migrañas insoportables, tenía una ansiedad terrible por comer dulce y una inflamación de barriga y cara anormal. Esto me ocurrió hasta el momento en que empecé con la alimentación antiinflamatoria y eliminé el gluten. Por supuesto que el cambio no lo hice con esta intención, porque lo desconocía, sino con la de mejorar mis problemas digestivos, como comentamos en el capítulo anterior.

Yo tenía la costumbre de tomarme un ibuprofeno nada más notar la primera molestia, porque si dejaba que empezara el dolor, lo pasaba fatal. Un día me pilló fuera de casa, no me tomé nada y ahí me di cuenta de que no había sido para tanto. Hasta llegué a pensar que era una quejumbrosa por no aguantar el dolor, y que debía madurar y aceptarlo, pues creía que estos síntomas eran normales y aparecerían en todas mis menstruaciones. Desde entonces, esperaba a que apareciera el dolor para tomar el antiinflamatorio. Había meses que lo tenía que hacer y otros que no. Dependía de si me venía la regla regular, ya que llegaba a tener periodos tan irregulares que había meses que no me bajaba, además notaba cada uno de los cambios de estado de ánimo que se describen por tres. Poco a poco se me fue regulando y cada vez tenía menos dolores y síntomas. Hasta el día de hoy, que estoy con la regla escribiendo y ni me acuerdo que la tengo. Evidentemente, los pequeños pinchazos de ovarios o el cansancio del primer día los sigo notando, incluso más hambre, pero puedo hacer vida normal con ella, como debe ser.

Por alguna enfermedad subyacente (endometriosis o SOP)
Normalmente son consecuencia de la inflamación que se produce en el cuerpo tras un hiperestrogenismo o acumulación de los estrógenos. Suele ocurrir por:

○ *Niveles elevados de estrés que ocasionan una disminución de la progesterona.*

○ *La mala eliminación de los estrógenos por parte del hígado.*

○ *Una disbiosis intestinal que provoca la reabsorción de estrógenos en el intestino (aquí podemos ver que la microbiota está relacionada con todos los aspectos de la salud).*

○ *Un exceso en la exposición de tóxicos o disruptores endocrinos. Como decía en el capítulo 1, estos pueden confundirse con las propias hormonas. Los estrógenos tienen una estructura muy similar y utilizan la misma vía de eliminación.*

Los estrógenos no se deberían acumular, ya que se eliminan a través de la orina o la bilis en condiciones óptimas. Pero ya sabemos que si el cuerpo no funciona de manera correcta en cualquiera de sus áreas, no podrá realizar bien sus funciones normales.

~~~~~~~~

Estos niveles elevados de estrógenos pueden traernos consecuencias como síndrome premenstrual acentuado, dolor durante las reglas, retención de líquidos, sangrados muy abundantes con coágulos, síntomas digestivos, contracturas frecuentes, dificultad para perder peso, ansiedad o depresión, vello facial, exceso de flujo vaginal, quistes en las mamas, reglas irregulares, enfermedades autoinmunes... En estos casos de hiperestrogenismo, una alimentación antiinflamatoria y establecer hábitos saludables nos llevarán a una mejora en los síntomas y las patologías que haya podido ocasionar.

La menopausia

Como hemos visto, durante la menopausia sufrimos un descenso de estrógenos y progesterona debido a que los ovarios disminuyen de forma gradual la producción de hormonas sexuales. Es algo que suele preocuparnos mucho porque nos pintan esta etapa como una de las peores por las que puede pasar una mujer. Y es verdad que muchas lo sufren así. Esto ocurre por dos motivos: bien porque presentan inflamación crónica en el momento en el que llega la menopausia, bien porque llega sin previo aviso tras una operación.

Lo cierto es que, en estos años, el metabolismo empieza a cambiar debido a la disminución de hormonas sexuales femeninas y el aumento de las masculinas —andrógenos—. Aunque comamos igual, el cuerpo no trabaja de la misma forma debido a varias causas:

Mayor acumulación de grasa

Durante la edad fértil, gracias a la presencia de los estrógenos, tendemos a acumular la grasa en la zona de las caderas, mientras que en la menopausia se concentra en la zona abdominal

—por los andrógenos—. A lo que solemos llamarle la grasa flotador. Esta acumulación provoca mayor inflamación en el cuerpo y más resistencia a la insulina.

Mayor resistencia a la insulina

Ya hablamos de ella y sabemos que cuando tenemos resistencia a la insulina somos menos capaces de disminuir los niveles elevados de glucosa en la sangre, puesto que es incapaz de entrar en las células por la acción de la insulina. Y en la menopausia esto se debe a la inflamación que genera la bajada de estrógenos. Si hay inflamación crónica de base antes de que llegue la menopausia, se acentuará todavía más, pudiendo desarrollar directamente una diabetes tipo 2.

Por otro lado, esta resistencia generará un mayor acopio de grasa porque, como ya sabemos, la glucosa que no ha podido entrar en las células y que el hígado y el músculo no han podido almacenar en forma de glucógeno se acumula como grasa en el cuerpo. Esta se tiende a retener en la zona abdominal como grasa visceral, por lo que acabará rodeando los órganos. Esto los hará trabajar mucho peor y hacer un esfuerzo extra, lo que nos provocará una mayor inflamación. Es la serpiente que se muerde la cola. Por lo que ponerle freno mediante una alimentación antiinflamatoria y disminuyendo los picos de glucosa será ideal para reducir esa resistencia a la insulina, esa inflamación, y mejorar la recomposición corporal.

Retención de líquidos (no confundir con la inflamación)

En muchas ocasiones pensamos que se trata de retención de líquidos y nos conformamos con ello. La retención es un síntoma de esta inflamación.

Problemas digestivos

El aumento de la inflamación también generará más predisposición a tener acidez, diarreas, estreñimientos, pesadez..., pero combatiéndola podemos notar bastante mejoría.

Disminución de la energía

Durante el ciclo menstrual sentimos más o menos energía según qué hormonas predominen en el momento. Cuando hay un aumento de estrógenos, existe mayor liberación de triptófano, que es el precursor de la serotonina, y sentimos más vitalidad, lo que mejora nuestro estado de ánimo. Por el contrario, en la menopausia disminuyen neurotransmisores como la serotonina y la dopamina, lo que nos lleva a estar más faltas de energía y a padecer depresión o ansiedad. Esto hace que el metabolismo se ralentice, predisponiéndonos, por un lado, a mayor acumulación de grasa y aumento de peso; y por el otro, a tener menor motivación a la hora de hacer deporte, lo que puede potenciar la disminución de la masa muscular, que ya se ve afectada de forma natural en esta etapa.

Disminución de la masa ósea

Los huesos mantienen una relación estrecha con las hormonas, pues en ellos encontramos receptores hormonales que modulan su crecimiento y regeneración. En la menopausia se ven muy afectados, aumentando la predisposición a sufrir una de las patologías más frecuentes: la osteoporosis. Además, la disminución de masa muscular que se produce de forma natural en esta etapa también juega un papel importante en la desprotección de los huesos. Por eso, aumentar el ejercicio de fuerza en esta etapa es muy importante para desarrollar mayor masa muscular y brindar mejor protección al hueso. Existen muchos errores a la hora de tratar esta afección, y es que normalmente nos centramos en dar calcio para que el hueso no se debilite, pero el gran problema está en el método de absorción, y aquí es fundamental la vitamina D.

Sofocos

Es uno de los síntomas más habituales y molestos de la menopausia. Se trata de unas subidas inmediatas de la temperatura corporal que van acompañadas con sudoración y enrojecimiento de la piel. Están relacionados con la disminución de los estrógenos y muy regidos por el estrés, por lo que es difícil gestionarlos. Se ve una mejoría de los sofocos manteniendo unos niveles óptimos de magnesio en la sangre. La gran mayoría los tiene bajitos, así que mi recomendación es aumentar los alimentos como frutos secos, aguacate o soja, que, además, contiene isoflavonas y también son de ayuda para los síntomas de menopausia. Si no es suficiente, podríamos suplementar con bisglicinato de magnesio u otros como el azafrán o el vitex. Siempre bajo la recomendación de un profesional de la salud.

Disminución del colágeno

Como decíamos, los estrógenos contribuyen a la formación de colágeno natural. En la menopausia se produce una disminución de este y podemos notarlo en la producción de la mucosa genital y la lubricación o en la calidad de la piel, uñas y pelo. Se ha estudiado la toma de colágeno en suplementos, pero son poco efectivos. Yo recomiendo siempre intentar conseguirlo incrementando el consumo de proteína animal como pescados, carnes, mariscos, moluscos y huevos, acompañanda de alimentos ricos en vitamina C, como los cítricos, el kiwi, los frutos rojos, el pimiento rojo...

Un plato del que hablaremos en el capítulo siguiente y que me parece ideal para conseguir colágeno de manera natural es el caldo de huesos. Tienes la receta junto con las demás al final del libro.

Disminución de la protección frente a enfermedades cardiovasculares

En la menopausia perdemos esa capacidad para evitar el desarrollo de enfermedades cardiovasculares y se vuelven más frecuentes. Pero mediante una alimentación antiinflamatoria y equilibrada podemos conseguir evitarlas. Hablaremos de esto y del famoso colesterol en los próximos capítulos.

Insomnio

Es otro de los síntomas, aunque cada vez es más frecuente en las diferentes etapas de la vida debido al estilo de vida que llevamos. Aumentar la exposición al sol, disminuir las luces artificiales y pantallas por las noches, y cenar más temprano puede hacer que tengamos una gran mejoría.

Dificultad para perder peso

Cada día recibo más correos de mujeres agobiadas porque no consiguen perder peso en la menopausia, y es porque siempre solemos cometer los mismos errores:

Hacer dietas restrictivas y pasar hambre

Durante la menopausia el cuerpo tiende a ganar grasa y a inflamarse. La gran mayoría de las mujeres piensa que lo mejor es no comer y ya. Pues si no como, adelgazo. Por lo tanto, empiezan el ciclo de dietas restrictivas que, como hemos visto en el capítulo 2, solo estropean el metabolismo y son proinflamatorias. La inflamación generará mayor cúmulo de grasa y, además, un aumento de los síntomas de menopausia. Este tipo de dietas no son recomendables en ninguna etapa de la vida, pero en la menopausia todavía menos, pues el requerimiento de proteínas, minerales o vitaminas es mayor debido a la malabsorción de nutrientes ocasionada por la inflamación crónica del cuerpo. Con este tipo de dietas sabemos que no aportamos los necesarios, ni mucho menos, sino que pasamos hambre, generándonos mayor ansiedad por comer.

Dietas restrictivas ······▷ pasar hambre ······▷ estrés, falta de nutrientes, disminución de la grasa ······▷ inflamación ······▷ empeoran síntomas de menopausia

Eliminar grasa

En la menopausia el consumo de grasa saludable es esencial, ya que las hormonas están compuestas por grasa, y esta, a su vez, nos aporta la energía que necesita el metabolismo para trabajar de forma más activa y mejorar esa ralentización de la que hablábamos. Esto nos hace ver lo equivocados que estamos con respecto a las grasas. Normalmente, por miedo a que se acumule más grasa en el cuerpo o por temor a desarrollar patologías cardiovasculares, la eliminamos de nuestra alimentación. Como veremos, la grasa saludable no está relacionada con ninguno de estos dos aspectos. «Come grasa y desinflámate» es una frase que siempre repito y a la que le he dedicado un capítulo completo en este libro.

Pensar que comen sano y su alimentación es proinflamatoria

Es otro de los errores más frecuentes. Siempre que pregunto a mis pacientes cómo es su alimentación al inicio del tratamiento, me suelen decir que es saludable. Al comprobarlo, me doy cuenta de que puede ser una alimentación equilibrada, pero no saludable ni antiinflamatoria. Hay que tener cuidado con estos conceptos y ser conscientes al menos de si comemos sano o no. Saber cómo nos estamos alimentando es vital y vamos a trabajarlo en los próximos capítulos.

Menudos cambios se ocasionan en la menopausia... Con razón decíamos al inicio del capítulo que las hormonas nos revolucionan. Seguro que ya le vemos todo el sentido del mundo, ¿verdad? Es importante concienciarse de que todas vamos a pasar por cada uno de los ciclos hormonales, y ojalá así sea. No tenemos que verlo como ese proceso negativo que siempre nos han pintado, sino como uno de aprendizaje y de autoconocimiento. Es cierto que son muchos los cambios que nos ocurren y a los que no estamos acostumbradas, pero mi consejo es que aprendamos a escuchar y a entender el cuerpo, y él solo nos dirá lo que necesita.

> Debemos respetar nuestros tiempos y aceptar los cambios, pero sin conformarnos con esta sensación de inflamación crónica llena de síntomas y malestar. Hay mucho más allá de esto mediante buenos hábitos y alimentación antiinflamatoria.

Preparar el cuerpo para las etapas importantes de la vida

Igual que cuando nos casamos nos encargamos de disponer todo para que no falte ningún detalle ese día, debemos hacer lo mismo con el cuerpo frente a la llegada de periodos fundamentales. Esto repercutirá de forma positiva en nuestra calidad de vida y salud futura. Te pongo varios ejemplos:

- *Si una niña tiene inflamación en su cuerpo puede tener consecuencias que le afecten al desarrollo físico y hormonal. Estas pueden ser: adelanto de la pubertad, aumento del acné, sobrepeso u obesidad, alteración en el desarrollo sexual...*

○ *Una mujer que prepare su embarazo y evite la inflamación crónica va a aumentar su salud y ayudar a que el bebé se desarrolle y nazca con una microbiota más saludable.*

○ *Un hombre que esté inflamado tendrá peor calidad del esperma y menores niveles de testosterona. Por eso, su preparación a la hora de ser padre también es de gran interés.*

○ *Una mujer que presenta inflamación crónica cuando llega la menopausia suele tener más síntomas y mayores cambios en su cuerpo que las mujeres que no sufren inflamación.*

Realmente no tendría que hacernos falta esta preparación porque todos deberíamos estar desinflamados, ya que la inflamación interfiere en multitud de aspectos como todos los que hemos visto y los que nos quedan por ver. Pero en el caso de que nuestra alimentación y estilo de vida no sean buenos en general, mi recomendación es que al menos te prepares para estos procesos de cambios hormonales. Es algo que depende de nosotras mismas y, como siempre digo, es fundamental quererse y priorizarse.

¿Y si ya pasamos por la menopausia, no podemos hacer nada? Nunca es tarde, podemos conseguir mucho más de lo que creemos. No somos conscientes de la calidad de vida que podríamos ganar con un cambio en el estilo de vida.

....

Paloma era una mujer de sesenta años que llevaba con la menopausia desde los cuarenta y ocho. Al tratarse de una menopausia precoz, afectó mucho su calidad de vida, con síntomas y con un aumento de peso de veinte kilos. Tras muchas dietas sin éxito y desesperada por la pesadez, el insomnio y la depresión que sentía, decidió comenzar una alimentación antiinflamatoria al ver un vídeo mío en redes sociales.

Después de doce años intentando perder peso y mejorar, en cinco meses y medio perdió trece kilos y casi quince centímetros de cintura, abdomen y cadera. Me decía que le encantaba este tipo de alimentación porque no era una dieta donde se pasaba hambre, sino que se trataba de recetas que la motivaban y llenas de sabor. Su error principal había sido centrarse en eliminar la grasa y en suplementarse de todo lo que leía en revistas o redes sociales, sin antes centrarse en una alimentación antiinflamatoria. Además, comentaba el gran cambio que había notado en su estado de ánimo y su descanso, incluso en la reducción de los sofocos.

Paloma es un ejemplo de que es posible cambiar hábitos, perder peso y mejorar síntomas, aun estando doce años en menopausia y arrastrar veinte kilos mientras hacía dietas y dietas que la acababan inflamando más todavía.

RECUERDA

Las hormonas son sustancias químicas esenciales que actúan como mensajeras y que se liberan al torrente sanguíneo para desempeñar funciones en el cuerpo. Sin ellas, no podríamos vivir.

Si sufrimos inflamación crónica, estos cambios
hormonales que se producen a lo largo de la vida
pueden afectarnos más de la cuenta mediante
síntomas como dolores, acné, sofocos
o infertilidad, entre otros.

No debemos normalizar los dolores que
nos impidan disfrutar del día a día. Es cierto
que las pequeñas molestias pueden ser
consecuencia de esa inflamación aguda que
se produce en el cuerpo, sobre todo al disminuir
los estrógenos y al aumentar la progesterona,
pero tener síntomas más fuertes puede
indicarnos que algo no va bien.

En la menopausia, debido al aumento de las
hormonas masculinas, sufrimos multitud
de cambios, como la acumulación de grasa
en la zona abdominal o la ralentización del
metabolismo. Hacer dietas restrictivas o eliminar
las grasas es lo peor que podemos hacerle al
cuerpo en esta etapa, aunque es por lo que la
mayoría de las mujeres se decanta.

Debemos preparar al organismo para estas
etapas de la vida donde hay grandes cambios
hormonales mediante una alimentación y unos
hábitos antiinflamatorios.

Aunque llevemos años con menopausia y creamos que es imposible hacer un cambio mediante este tipo de alimentación, no debemos rendirnos, porque muchísimas mujeres lo consiguen cada día.

9
El colesterol, las enfermedades cardiovasculares y la inflamación

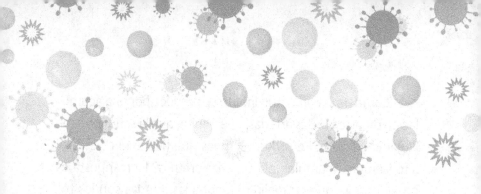

El colesterol es una molécula esencial en el organismo y tiene muchas funciones de las cuales dependemos para poder vivir. Entre ellas, contribuir al metabolismo adecuado de la vitamina D. Por eso, en muchas ocasiones, un déficit de esta vitamina puede estar relacionado con el desequilibrio del colesterol o viceversa, un aumento de colesterol con su deficiencia.

El colesterol también es crucial para la producción de hormonas sexuales, lo que significa que mantener niveles bajos no es recomendable, especialmente durante la menopausia o cuando se busca quedar embarazada. Además, desempeña un papel fundamental en la producción de ácidos biliares y en la absorción de nutrientes importantes como el calcio.

> Es cierto que el colesterol está relacionado con la acumulación de placa en las arterias, pero esto no significa que sea malo.

Como ya sabemos, un infarto se produce por una acumulación de placa en las arterias, que impide que la sangre pueda llegar al corazón. Pero ¿las personas que tienen el colesterol alto siempre acumulan placa en las arterias? La respuesta es no, porque lo que en realidad tapona las arterias son los triglicéridos, que sí aumentan el riesgo de infarto.

¿Cómo podemos saber si el colesterol nos está afectando? En las analíticas se suelen medir cuatro parámetros relacionados con el colesterol: el HDL, el LDL, el VLDL y el colesterol total, que es una suma de todos los anteriores. En la actualidad, el límite del colesterol total se encuentra en 200 mg/dl, y si pasamos de ahí, nos aparecerá un simbolito * diciéndonos que estamos sobrepasando los niveles. En muchas ocasiones, llegados a este punto, nos empezamos a preocupar e incluso el médico nos receta las estatinas —medicamento para bajar el colesterol—. Sin embargo, es importante considerar parámetros como los triglicéridos, el HDL, el LDL, el VLDL, la glucosa o la vitamina D, entre otros, para tener una imagen completa de la salud cardiovascular y determinar si el medicamento es necesario o no.

El colesterol HDL —lipoproteína de alta densidad— considerado «colesterol bueno», debe mantenerse en niveles adecuados, idealmente por encima de 65 mg/dl. Tiene muchos beneficios, entre ellos, la función de eliminar el exceso de colesterol de las células y mantener limpias las arterias. Además, tiene propiedades antiinflamatorias, lo que protegerá a las arterias de la inflamación. Mantener un estilo de vida saludable junto con una alimentación antiinflamatoria nos llevará a aumentar el HDL.

Como bien hemos dicho, el colesterol total es la suma de todos los tipos de colesterol, entre los que se encuentra el

HDL. Es posible que si el HDL estuviese muy alto —algo que es bueno para nosotros— y el colesterol total superara los 200 mg/dl establecidos como óptimos, catalogar este colesterol total alto como negativo sin mirar más allá sería un grave error.

Por otro lado, encontramos el colesterol LDL —lipoproteínas de baja densidad—, el que conocemos como «colesterol malo». Su principal función es transportar el colesterol desde el hígado, que es donde se produce, hasta los tejidos y las células del cuerpo para utilizarlo como combustible en todas las funciones que hemos nombrado. Ahora entendemos que no es bueno tener el colesterol bajo, ni aunque se trate del LDL, que siempre nos han dicho que es perjudicial.

El verdadero peligro está en el colesterol que queda después de que el hígado y los tejidos hayan tomado la cantidad que necesitan. A este colesterol se le llama remanente y lo tienen el VLDL, IDL y los quilomicrones. Estas lipoproteínas son las que transportan los triglicéridos principalmente, una vez que son absorbidos a través del tracto digestivo o producidos por el hígado.

Ya hemos visto que los triglicéridos son los principales responsables de la acumulación de placa en las arterias. Por lo que, lo más importante para nuestra salud cardiovascular es que el colesterol remanente esté bajo en la sangre. Tener el VLDL elevado sí nos puede decir que no tenemos una buena salud cardiovascular. Además, como este colesterol remanente está formado por estas lipoproteínas ricas en triglicéridos, analizar la cantidad de triglicéridos en sangre nos va a decir mucho sobre la salud cardiovascular. Mi consejo es que se encuentren entre 40-80 mg/dl, cuanto más cerca de 40 mejor, pues de esta forma podremos comprobar que el colesterol remanente está bajito.

> Es importante tener bajos el VLDL
> y los triglicéridos, mientras que el HDL esté
> elevado y el LDL estable.

El problema de esto es que existen otros factores de riesgo que pueden hacer que el colesterol también se acumule en forma de placa arterial. Si tenemos mucha inflamación en el cuerpo, también la tendremos en las arterias. Estas tienen una capa de células en su interior —el endotelio—, y cuando se daña se vuelve más permeable, lo que significa que permite el paso de lipoproteínas al interior de las arterias con más facilidad. Además, esta inflamación, como dijimos en capítulos anteriores, oxida el colesterol y promueve la acumulación de placa. Por lo que si llevamos una alimentación antiinflamatoria y con ella reducimos la inflamación e incluso mejoramos otros parámetros como las transaminasas, la glucosa, la insulina o el ácido úrico, aunque tengamos el colesterol LDL y HDL alto, podemos estar tranquilos. En cambio, la inflamación puede hacer que, aunque no tengas los niveles elevados de colesterol, este pueda entrar en las arterias y provoque daño cardiovascular.

Si queremos ser más exhaustivos a la hora de ver la calidad de las arterias, existen otros parámetros que se pueden valorar mediante una analítica de sangre como el Apo B, una proteína que se encuentra en todas las lipoproteínas que transportan el colesterol y los triglicéridos. Cada lipoproteína tiene una molécula de Apo B, por lo que cuanto mayor es el valor de Apo B, más cantidad de lipoproteínas transportadoras de colesterol y triglicéridos tendremos, y, con ello, mayor será el riesgo de acumulación de placa en las arterias. El valor que no debemos sobrepasar de Apo B en sangre es de 130 mg/dl. Actualmente, es uno de los mejores predictores de salud cardiovascular y puede utilizarse para guiar las decisiones médicas en la prevención y tratamiento de estas enfermedades. Por otro lado, también podemos medir el tamaño de las partículas en la sangre, y esto es muy importante porque cuanto más pequeñas sean, con mayor facilidad van a atravesar el endotelio o capa de células que protege a las arterias.

La salud cardiovascular, como vemos, es muy compleja. Así que, si alguien nos la resuelve en pocas palabras con frases como «tienes el colesterol alto, toma estatinas» o «tienes el colesterol alto, pero no pasa nada», y, además, no se implica mucho más en tu salud, no nos manda más pruebas ni nos hace muchas más preguntas, debemos buscar otra valoración médica. Porque hay mucho más allá de un colesterol total elevado. Una persona que tenga el colesterol total en 280 mg/dl y los triglicéridos en 50 mg/dl puede ser una persona con una mejor salud cardiovascular que la que tiene el colesterol total en 150 mg/dl y triglicéridos en 130 mg/dl.

Igual pasa con una persona sedentaria que tiene los parámetros lipídicos perfectos, pero con inflamación y una alimentación proinflamatoria. Tendrá muchas más papeletas para sufrir un infarto que otra que tenga el colesterol total a 300 mg/dl, no tenga inflamación y su alimentación sea antiinflamatoria. Este ejemplo me sirve para explicar que hay muchas personas que tomando las estatinas —medicamento para bajar el colesterol— han sufrido un infarto, pues el medicamento baja los niveles de LDL y de triglicéridos y aumenta los de HDL; pero igualmente, aunque tengamos menos, si las lipoproteínas son muy pequeñas y tenemos inflamación en las arterias, entrarán y se acumularán formando la placa. Por lo que, pese a estar medicados y con los niveles marcados como óptimos en la analítica, no debemos conformarnos. Debemos potenciar la alimentación antiinflamatoria y los hábitos saludables para evitar sufrir daños cardiovasculares.

No todo el colesterol que se come se absorbe

Por otro lado, se suele recomendar reducir el consumo de alimentos que tienen colesterol como el huevo, los quesos o la carne, pero la creencia de que comer estos alimentos hace que se acumule más en el cuerpo es errónea, pues la acumulación de colesterol se debe a un proceso mucho más complejo que implica varios factores. Lo importante en este caso es que el consumo de este colesterol sea mediante alimentos saludables y que no nos inflamen.

Cuando tomamos alimentos ricos en colesterol, los órganos realizan una regulación interna de la cantidad de colesterol que entra a la sangre. El intestino controlará su absorción una vez que llegue a través del alimento y evitará que entre todo a través de la sangre. Por otro lado, el hígado, encargado de producir la gran mayoría del colesterol y transportarlo por todo el cuerpo a través de las lipoproteínas, producirá menos. Como vemos, el cuerpo es muy sabio y si cuidamos de él no habrá problema con el consumo de ningún alimento que contenga grasas saludables.

En cambio, el consumo de grasas hidrogenadas transaturadas, como las que se encuentran en los productos ultraprocesados como pastelería industrial, comidas rápidas, aperitivos envasados, margarinas y aceites hidrogenados, tiene un impacto muy negativo en nuestra salud cardiovascular. Además de provocar inflamación y hacer que las paredes de las arterias se deterioren, como hemos visto, acumulando el colesterol y triglicéridos en forma de placa, también aumentan los niveles de triglicéridos y colesterol LDL, reduciendo al mismo tiempo el HDL.

La alimentación que debe seguir una persona que tenga una enfermedad cardiovascular o que tenga el colesterol y los triglicéridos altos es la misma que se le aconseja al resto de la población: una alimentación saludable, antiinflamatoria y variada donde se encuentren presentes verduras y frutas, proteínas de gran valor biológico y grasas saludables, entre otros. Y donde se limite el consumo de azúcar, grasas hidrogenadas y oxidadas, edulcorantes y bebidas carbonatadas. Además, es esencial acompañar esta alimentación con ejercicio físico, un buen cocinado, descanso nocturno y metabólico, y contacto con la naturaleza. En los siguientes capítulos veremos esto con más detalle.

RECUERDA

El colesterol es una molécula que desempeña multitud de funciones y sin la cual no podríamos vivir. Por eso, tenerlo bajo no es bueno.

En momentos de cambios hormonales
necesitamos el colesterol, puesto que es esencial
para la producción de hormonas sexuales.
Por este motivo es común que en ocasiones
nos aumente.

No todas las personas con el colesterol
alto tienen riesgo cardiovascular.
Debemos observar otros parámetros en
la analítica para cerciorarnos.

Si presentamos inflamación crónica,
también la tendremos en las arterias, y esto
hará que el colesterol y los triglicéridos se
puedan acumular en forma de placa arterial.

Aunque no tengamos los niveles de colesterol
o triglicéridos elevados en la sangre, podemos
sufrir daño cardiovascular debido a esta
inflamación en las arterias.

No todo el colesterol que comemos se absorbe.
Aunque consumamos un alimento rico en
colesterol, como en el caso del huevo, no tenemos
por qué acumularlo. El hígado tiene mucho que
ver en este proceso.

Una alimentación antiinflamatoria y un estilo de vida saludable nos ayudan a mejorar la salud cardiovascular.

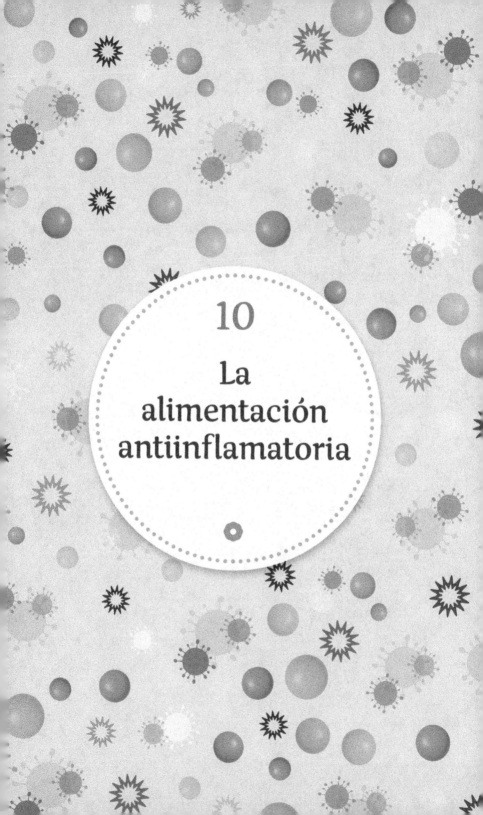

10

La alimentación antiinflamatoria

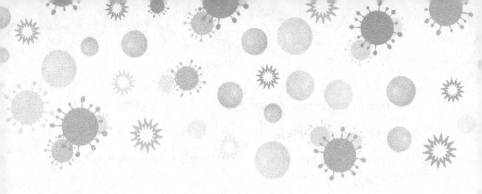

Por fin ha llegado el momento de hablar de la dieta antiinflamatoria. Es el tipo de alimentación que utilizamos en consulta y es la más efectiva de todas. Lo puedo asegurar. En los capítulos anteriores hemos explicado lo que significa la inflamación y cómo repercute en la microbiota. Además, hemos comprobado que la alimentación antiinflamatoria es ideal para:

○ *Perder peso y ganarlo.*

○ *Disminuir los picos de glucosa en la sangre y evitar así la acumulación de grasa en el cuerpo.*

○ *Sentirnos emocionalmente mejor.*

○ *Alimentarnos de forma saludable, equilibrada y nutritiva.*

○ *Regenerar la microbiota y con ello evitar su desequilibrio (la disbiosis intestinal), que sabemos que está relacionado con muchos desajustes y problemas de salud.*

○ *Mejorar los problemas digestivos y tener así menos predisposición a sufrir enfermedades más graves.*

○ *Reforzar el sistema inmune y, con ello, incluso evitar las enfermedades autoinmunes.*

ADIÓS A LA INFLAMACIÓN

○ *Mejorar y prevenir enfermedades cardiovasculares.*

○ *Regular el ciclo menstrual y reducir las molestias.*

○ *Tener menos síntomas en la menopausia y conseguir bajar de peso.*

○ *Tratar patologías o síntomas como migrañas, intestino irritable, alergias, cáncer, ansiedad o depresión, desequilibrios hormonales como SOP, hiper e hipotiroidismo, quistes en ovarios, miomas, endometriosis, fibromialgia, esclerosis múltiple, tiroiditis, artritis reumatoide, psoriasis...*

¿No es increíble lo que puede hacer por nosotros la alimentación antiinflamatoria? Si te preguntas si es necesario sufrir algún problema de los que hemos nombrado para implementar la alimentación antiinflamatoria, la respuesta es no. Este tipo de alimentación le viene bien a todo el mundo, desde los niños hasta los ancianos. Como hemos dicho, no solo ayuda a tratar estas patologías, sino que las previene. Lo que nos hace ver que es la dieta saludable perfecta, incluso para ganar peso.

Quizá te ha llamado la atención el primer punto de la lista. Parece contradictorio que una alimentación que te puede ayudar a perder peso también te ayude a ganarlo en caso de que lo necesites. Me encuentro con muchas familias que nos plantean la duda de si en casa son cuatro personas y dos de ellas no quieren perder peso, pueden hacer el plan antiinflamatorio. Yo siempre les digo lo mismo: si esa persona necesita perderlo porque tiene inflamación en el cuerpo, lo perderá. Las personas que no lo tengan que perder, no lo harán, porque es una alimentación donde no se pasa hambre, es nutritiva y completa. Por lo que nunca va a incitar a la desnutrición. Eso sí, puede que una persona delgada sufra inflamación y no lo sepa. Es decir, que sufra de alguno de los síntomas que hemos ido viendo, aunque esté delgada. Entonces notará una mejoría increíble, además de convertir la grasa en masa muscular y magra, lo que mejorará su composición corporal, porque estar delgada no significa que no tenga grasa. Por eso, la alimentación antiinflamatoria nos puede ayudar incluso a ganar peso de una forma saludable.

> La alimentación considerada «saludable» no es antiinflamatoria.

Lo primero de lo que debemos darnos cuenta es que la alimentación saludable que todos tenemos en mente no es igual a la alimentación antiinflamatoria. La saludable que siempre nos han pintado es variada y sigue la distribución de la pirámide alimentaria convencional, que nos marca de base los carbohidratos como pan, pasta, arroz y cereales. Y en la que, además, se le suele tener mucho respeto a las grasas por la creencia equivocada de que nos hacen daño. Como decíamos, la gran mayoría de las personas piensa que se alimenta muy bien y realmente no lo hace. En muchas ocasiones, me han dicho que no entienden cómo pueden tener síntomas de inflamación si su alimentación y estilo de vida son saludables, y tras comprobarlo, nos hemos dado cuenta de que no se estaban alimentando tan sano como creían y su alimentación era proinflamatoria.

En la actualidad, es muy difícil distinguir lo que es beneficioso de lo que no lo es porque, como decíamos al principio del libro, estamos sobreinformados. Si buscas en Google «alimentación antiinflamatoria» te saldrán millones de páginas web con alimentaciones totalmente distintas. Yo respeto la opinión de todos los profesionales, pues «cada maestrillo tiene su librillo», pero lo que yo he visto en este tipo de alimentación es alucinante. Con la experiencia de mis pacientes y de mi propia familia, y los diversos estudios científicos que hay al respecto, me parece un avance de los más grandes en la medicina y la prevención en la salud. Estoy segura de que la terapia mediante alimentación antiinflamatoria será la medicina del futuro.

Principios básicos

Para que una alimentación sea antiinflamatoria y nos aporte todos los beneficios de los que hemos hablado, es importante seguir esta estructura:

No debe ser ni tener	Debe ser y tener
Monótona, pasar hambre, vacía	Completa, saciante y variada
Alimentos proinflamatorios	Alimentos antiinflamatorios
Omega 6	Omega 3
Productos	Alimentos
Comer a todas horas	Descansos metabólicos
Picos de glucosa	Rica en fibra
Azúcar	Grasas
Obsesiva	Disfrutable
Acciones proinflamatorias	Acciones antiinflamatorias
Microbiota insana	Microbiota sana

Cambiar una alimentación monótona, vacía y donde pasamos hambre por una completa, saciante y variada

Una alimentación antiinflamatoria es muy completa, por eso, toda la familia la puede seguir, pues nos proporciona los nutrientes necesarios para tener una buena salud. Incluso se recomienda para mujeres embarazadas o que tengan en mente estarlo; ya sabemos que deben comer de manera saludable porque esos nutrientes son imprescindibles para un buen desarrollo del feto.

Con la alimentación antiinflamatoria no vamos a aburrirnos ni vamos a extrañar nada porque es muy variada. Eso sí, que nos aburramos o no va a depender de la originalidad a la hora de presentar los platos y de no caer en la monotonía. No es lo mismo comerse un salmón a la plancha con medio aguacate a trozos y una ensalada de tomate, cebolla y pepino, que prepararse un salmón con salsa feta, trocitos de nueces y hélices de calabacín. Preparar ambas recetas nos llevará quince minutos, pero variar la presentación de los platos y darles un toque diferente de lo que estamos acostumbrados nos motivará para continuar.

Como decíamos, no se trata de una dieta, sino de establecer un hábito saludable para siempre, por lo que no pasar hambre es otro de los factores que debemos destacar de este tipo de alimentación. Pasar hambre no nos va a aportar ningún beneficio, simplemente hará que entremos en el bucle de dietas del que hablábamos. Y como ya hemos repetido en varias ocasiones, la «dieta» antiinflamatoria es una de las claves para tener un metabolismo activo y optimizar el funcionamiento de todos los órganos del cuerpo, por lo que nos ayudará a prevenir muchas patologías.

Elegir alimentos antiinflamatorios sobre los proinflamatorios

Ya hemos visto varios alimentos que nos pueden inflamar y enfermar si abusamos de ellos, y hemos dado algunos tips para reducirlos y alternativas para sustituirlos, pero en los siguientes apartados profundizaremos mucho más en esto y detallaremos los alimentos proinflamatorios y los antiinflamatorios. En esta tabla se muestran los buenos cambios que podemos hacer y un resumen de todo lo que veremos a lo largo del capítulo.

Alimentos proinflamatorios	Alimentos antiinflamatorios
Azúcar y edulcorantes	Frutas
Harinas refinadas	Pseudocereales
Grasas hidrogenadas y vegetales	Grasas saludables
Ultraprocesados	Buenos procesados
Lácteos de vaca*	Lácteos de cabra u oveja fermentados
Antinutrientes	Nutrientes y fibra: verduras y hortalizas, pescados, mariscos, moluscos, carnes y huevos
Bebidas alcohólicas y carbonatadas	Especias e infusiones

* No a todo el mundo le afectan los lácteos de vaca, pero siempre es mucho mejor sustituirlos por los de cabra u oveja.

¿Qué debemos priorizar o reducir para mejorar nuestra salud?

Bebidas alcohólicas y carbonatadas

Supongo que somos conscientes de que tanto el alcohol como el tabaco y las bebidas carbonatadas son productos proinflamatorios. Siempre es bueno recordarlo y matizarlo. Todas las bebidas alcohólicas son inflamatorias, y cuando digo todas, son todas. El vino, la cerveza o vermut, también. Es cierto que, como ocurre con todo, por tomarte una copa de vino a la semana no te vas a inflamar, pero igual que te digo que por fumarte un cigarro a la semana tampoco, debemos tener en cuenta que son hábitos insanos e inflamatorios y, además, adictivos.

La flexibilidad es la clave, como siempre nos dicen, aunque a veces abusamos, ¿no es así? No es lo mismo alimentarse toda la semana de forma antiinflamatoria y un sábado tomarnos una copa de vino y desayunar nuestra dona favorita, que llevar una alimentación antiinflamatoria y cada día comer un helado y tomar una cerveza con las comidas. En la primera opción estaríamos consumiendo una dona y una copa de vino a la semana, lo que será igual a cuatro donas y cuatro cervezas al mes. Por el contrario, en la segunda opción estaríamos comiendo siete helados y cervezas a la semana, lo que viene siendo treinta helados y cervezas al mes, más las que nos tomemos extra el finde o los festivos porque «hay que disfrutar». Debemos ser flexibles, pero hasta cierto punto, porque no es que lo estemos haciendo mal y nos vayan a castigar por ello. Es que estamos haciendo daño a nuestra salud, inflamándonos.

Por otro lado, como ya vimos, las bebidas carbonatadas son insanas y, aunque sean *light* o *zero*, también nos inflaman. Mi recomendación es que nos hidratemos con agua, y le demos sabor con trocitos de frutas o infusionándola con hierbas.

Las hierbas y especias me parecen una idea perfecta para darle sabor a nuestras comidas o infusionar el agua. Además, muchas de ellas son muy beneficiosas para nuestra salud, aportándonos ese efecto antiinflamatorio que queremos conseguir. Es cierto que si nuestra alimentación base no es antiinflamatoria, estas hierbas o especias no nos van a hacer un efecto milagroso. Pero incorporarlas junto con nuestra alimentación saludable es ideal. Algunas de las que más beneficios nos aportan son la cúrcuma, que junto con la pimienta formarán el combo perfecto antiinflamatorio por el efecto de la curcumina en el cuerpo; el jengibre, que además de su efecto antiinflamatorio también es antibacteriano, antivírico y antioxidante; la canela de Ceilán, que nos ayuda a disminuir los picos de glucosa en la sangre; o el boldo, el cardo mariano y otras que estimulan la desintoxicación hepática que es esencial para una buena salud.

En el apartado de recetas encontraremos algunas opciones de infusiones con propiedades hepatoprotectoras y antiinflamatorias. Eso sí, algunas de estas plantas podrían alterar la absorción de medicamentos y estar contraindicadas en ciertos casos, como en mujeres embarazadas.

Azúcar y edulcorantes

El azúcar y sus múltiples formas de llamarlo es el alimento más inflamatorio que existe en la actualidad debido a los picos de glucosa que ocasiona en el cuerpo y porque es perfecto para las bacterias «malas» que tenemos en el intestino. Como ya hemos visto, sustituir por edulcorantes no es la solución. El truco está en acostumbrar el paladar a los sabores naturales de los alimentos sin necesidad de aportarles dulzor. Pero es cierto que hay días que nos apetece endulzar un poquito más nuestros platos, y lo podemos conseguir de forma saludable con multitud de estrategias, las cuales yo misma he seguido y me han funcionado, pues debemos recordar que yo era una adicta al azúcar hace unos años.

En el caso de las bebidas como infusiones, cafés o tés, podemos endulzarlas con canela de Ceilán —este tipo de canela contiene menos tóxicos que otras—, leche o bebida vegetal, incluso añadiendo un poquito de miel cruda y reduciendo su cantidad día a día hasta que no la necesitemos.

....

Recuerdo mis primeras veces yendo a tomar café con mis amigas. Todas tomábamos un bombón, que es el típico café con leche condensada. Siempre le decíamos al camarero que nos pusiera doble de leche condensada y, por si fuera poco, le añadíamos un sobre de azúcar entero. Como podemos comprobar, a nosotras no nos gustaba el café, nos gustaba el azúcar.

Cuando descubrí el daño que podía hacer, dejé de ponerle el sobre de azúcar al bombón. Al principio lo notaba un poco amargo, pero después me acostumbré. Al leer los ingredientes de la leche condensada, me di cuenta de que se trataba de azúcar con un poco de leche. Así que decidí tomar el café con leche normal, que, como es lógico, no me gustó nada. Desde ese momento el café me dejó de gustar.

Hoy por hoy, que mi paladar está habituado al sabor natural de los alimentos y la leche me parece que está muy dulce, si me pido un café, suele ser con leche, más leche que café y con canela. De esta forma me encanta y me parece que está superdulce. ¿Por qué me gusta?

Porque me he acostumbrado a que me guste la leche sola, sin necesidad de añadirle endulzantes, y, además, me encanta la canela, que le aporta un sabor distinto.

La conclusión a la que podemos llegar con esto es que no soy amante del café, me puede gustar el sabor que le da a la leche y el olor que tiene, pero no me gusta su sabor natural.

En cambio, con el yogur fue distinto, y finalmente descubrí que sí me gusta. Cuando mi abuela me los compraba naturales por error, yo siempre le ponía dos o tres cucharadas de azúcar o de miel para quitarle ese sabor agrio que tenía. Al decidir dejar de consumir azúcar, los compré naturales y los notaba malísimos. Recuerdo pensar en lo falsa que era la gente de redes sociales que decía que se los comía sin azúcar y les encantaba. Yo lo intenté de mil formas, hasta que descubrí que el yogur griego, al llevar nata añadida, estaba más suave y no se le notaba tanto la falta de azúcar. Los probé y los combiné con trocitos de piña, canela y coco rallado, y desde ese momento amé los yogures con diferentes tipos de fruta. Al final me acabó gustando el yogur natural solo.

Suena mal decirlo, pero ahora hasta «los repelo» con el dedo para que no quede nada. Poco a poco, conforme iba eliminando el azúcar de mi vida, me di cuenta de lo rico que estaba todo. Además, apreciaba más los sabores suaves, hasta el punto de que notaba las diferentes marcas de agua. Hay personas que tienen el paladar tan alterado que incluso dicen que no les gusta el agua y que les parece sosa.

Lo que quiero explicar con esto es que quitar el azúcar es un proceso por el que yo he pasado como adicta, que al principio parece muy difícil e incluso imposible porque no te ves capaz de tomarte tu café sin azúcar o sin sacarina, pero te aseguro que se puede conseguir, ya que muchísimas pacientes mías lo han hecho sin expectativas de poder lograrlo.

Hemos visto que sustituir el azúcar por edulcorante no es una opción porque no estaríamos acostumbrando al paladar al sabor natural del café, sino simplemente cambiando uno por otro sin ningún sentido. De esta forma, al reducir la cantidad poco a poco hasta el punto de no ponerle nada, nos daremos cuenta de que el sabor original del café es ese y de lo rico que está —en el caso de que te guste—. Si lo haces, te aseguró que no volverás a ponerle azúcar al café nunca más y establecerás este cambio como un hábito para toda la vida, que es uno de mis objetivos con cada uno de mis pacientes.

El café es solo un ejemplo de todos los alimentos que tenemos la necesidad de endulzar cada día. Utilizar la miel cruda en sustitución del azúcar para hacer esta adaptación es una buena alternativa.

¿Y qué pasa con las galletas, bizcochos o incluso los días que nos apetece aportar algo de dulzor a nuestros yogures, avena cocida u otros? En este caso, podemos hacerlo con frutas maduras como plátano, pera, manzana, dátiles, higos o melón, incluso con camote o calabaza asada.

Harinas refinadas y gluten

Las harinas refinadas hacen el mismo efecto que el azúcar en el cuerpo, también nos elevan los picos de glucosa en la sangre y son el alimento perfecto para las bacterias malas. Son harinas que han pasado por un proceso en el que se les elimina la capa exterior, que es donde se encuentra la fibra y el pequeño valor nutricional que pueden tener. Son muy consumidas por la población en general, pues se utilizan en la gran mayoría de los productos procesados y de panadería. Sobre todo el trigo, que, en la actualidad, está muy adulterado.

En general, ninguna de estas harinas me parece nutricionalmente interesante, aunque se trate de harinas integrales. Son alimentos que catalogo como vacíos. El pan, la pasta y los cereales, aunque sean integrales, no le aportan mucho al organismo, tan solo contienen un poco de fibra y son muy ricos en omega 6. Como detallaremos más adelante, abusar de los omega 6 provocará inflamación en el cuerpo, y la fibra que contienen las harinas la podemos conseguir de otros alimentos como las verduras, que proporcionan más nutrientes.

> Otro de los problemas con este tipo
> de harinas, sobre todo con el trigo,
> es la cantidad de gluten que contienen.

Al leer esto pensaremos: «Pero si no soy celíaco ni sensible al gluten, ¿qué problema hay con su consumo?». Hace muchos años la gente comía pan y no tenía inflamación ni molestias, pero en la actualidad el trigo y el pan no son lo mismo. Por un lado, el trigo está adulterado, como hemos dicho, debido a las modificaciones genéticas y los pesticidas que se utilizan. Por otro lado, el pan de antes ya no es el de ahora, hoy le añaden aditivos a la hora de elaborarlos y las fermentaciones no son lentas. Todo esto hace que la digestión sea más difícil. Además, se consumen muchas harinas y pan, por lo que el esfuerzo que hace el organismo es triple. No es lo mismo digerir un trocito que una barra entera. Para entender esto mucho mejor es importante hablar de lo que es el gluten.

El gluten es la proteína presente principalmente en el trigo, pero también lo contienen la espelta, el centeno, la cebada y la avena —por contaminación cruzada—. Contiene dos proteínas principales, la gliadina y la glutenina, que son de difícil digestión para nosotros. El sistema inmune los detecta como una sustancia peligrosa, atacándolos y provocando inflamación. Además, se ha comprobado que la gliadina genera la liberación de una proteína llamada zonulina. Esta se encarga de regular la entrada de sustancias desde el intestino delgado hacia el torrente sanguíneo. Sí, es uno de los guardias de seguridad de los que hablábamos en el capítulo de la disbiosis intestinal, los que nos protegen para que no se produzca permeabilidad en el intestino y no pueda entrar cualquier sustancia a la sangre para hacernos daño. Como consecuencia de la liberación de la zonulina, abrirá las uniones estrechas de este, aumentando su permeabilidad.

Esta inflamación y la permeabilidad intestinal pueden agravar o unirse a otros factores, provocando enfermedades crónicas inflamatorias o autoinmunes como las que hemos nombrado. Incluso en niños, se ha relacionado con el desarrollo del autismo.

¿No debemos comer harinas como el trigo o que contengan gluten?

Aunque estos casos se deben individualizar, si las podemos reducir y consumir de forma puntual, mejor. Si hay inflamación crónica avanzada o enfermedades autoinmunes, se recomienda eliminarlo. Si queremos consumir este tipo de cereales, por ejemplo, en el desayuno, mi consejo es que lo hagamos en pequeñas cantidades y mediante harinas provenientes de los derivados del trigo como la espelta, el kamut o el centeno, y que siempre tengan detrás el apellido integral. Si se trata de pan, siempre asegurarnos de que se haya elaborado con fermentaciones lentas —masa madre— como se hacía antiguamente.

Si eliminamos el gluten y este tipo de harinas, ¿qué podemos hacer?

Lo primero, no eliminar el gluten por completo por nuestra cuenta porque, como decíamos, si somos celíacos puede que nos cueste mucho más comprobarlo después de haberlo eliminado y obtengamos un falso negativo.

Es importante no recurrir a por los productos «sin gluten» del supermercado. Los panes, galletas, pastelería y pasta de este estilo son peores que los que lo tienen debido a que se componen de harinas refinadas de maíz y arroz, y de multitud de aceites refinados y azúcares. Lo ideal es utilizar los pseudocereales, que son plantas que producen semillas comestibles de manera similar a los cereales. Entre ellos encontramos el trigo sarraceno, la quinoa y el amaranto. Los panes de trigo sarraceno o quinoa con fermentaciones lentas son los que mejor digestión presentan y los más nutritivos, ya que nos aportan fibra de buena calidad, antioxidantes y proteína, además de carbohidratos complejos.

Suelo incluir el teff o la avena en los pseudocereales porque se asemejan a estos por sus propiedades. Pero la avena sí contiene gluten debido a la contaminación cruzada, aunque existe avena «sin gluten». Pero cuidado, porque los celíacos o sensibles al gluten pueden no tolerarla bien, ya que reaccionan a la avenina, la proteína que contiene la avena de forma natural, que se confunde con la gliadina. Esto también ocurre con el sésamo o la levadura.

¿Y la harina de arroz y la de maíz?

La harina de arroz no es recomendable por la cantidad de arsénico que contiene, que es un compuesto que tiene el arroz, sobre todo el integral. Cuando se consume en exceso, este actúa como un tóxico en el organismo y provoca daños en la salud. Para poder eliminarlo, se ha de lavar el arroz y cocerlo a altas temperaturas. Y la harina de maíz, por otro lado, al igual que la de trigo, también suele estar muy alterada genéticamente y contiene mucha cantidad de omega 6, por lo que un exceso nos podría inflamar. Podemos consumirla puntualmente, pero no de forma continua.

En resumen, las harinas más interesantes ordenadas de mayor a menor son las provenientes del trigo sarraceno, la quinoa, el teff, la avena —en el caso de que se tolere— y, en pequeñas cantidades, las harinas integrales como la espelta o el centeno.

Antinutrientes

Los antinutrientes son sustancias que se encuentran de manera natural en alimentos como las legumbres o los pseudocereales —trigo sarraceno o quinoa—. Un ejemplo son las saponinas o lectinas, que presentan un sabor amargo o causan malestar gastrointestinal cuando se consumen. Por eso, muchas veces sentimos gases e hinchazón tras el consumo de un buen plato de alubias. Que estos alimentos contengan antinutrientes se debe a una estrategia que han ido desarrollando a lo largo de su evolución para poder sobrevivir ante la depredación de los animales herbívoros, pues si se sienten mal tras comerlos, no volverán a consumir la planta y esta podrá seguir creciendo y produciendo el fruto. Estas pueden afectar nuestra salud, sobre todo si abusamos de su consumo, las cocinamos de forma inadecuada o presentamos inflamación crónica en el organismo.

Las legumbres son las que más antinutrientes contienen y estos nos pueden perjudicar de varias formas dependiendo de los factores que hemos comentado. Normalmente, nos afectan en la absorción de minerales como hierro, zinc y calcio, vitaminas como A, E, K y D, y las grasas. Además, pueden provocarnos molestias gastrointestinales como gases, hinchazón o diarreas. Incluso, pueden llegar a alterar el sistema inmune, produciendo inflamación.

La quinoa también contiene bastantes saponinas y puede tener este mismo efecto en el cuerpo. En cambio, el trigo sarraceno o los frutos secos no contienen tantos y fácilmente se pueden reducir.

Es importante destacar que la mayoría de las personas puede consumir alimentos que contienen antinutrientes y obtener los beneficios nutricionales que nos ofrecen, pero utilizando estrategias que los reduzcan. Las harinas de legumbres no me parecen interesantes porque no podemos quitarles esos antinutrientes, al igual que ocurre con la harina de arroz y el arsénico. Para reducirlos de las legumbres y la quinoa, es fundamental seguir ciertos pasos:

⊙ *Lavarlas muy bien bajo el grifo y ponerlas en remojo al menos doce horas, aunque yo siempre recomiendo veinticuatro.*

⊙ *Eliminar el agua donde estaban a remojo y ponerlas en una olla a cocer durante al menos treinta minutos con abundante agua y algunas especias como el clavo, que ayuda a la eliminación de los antinutrientes.*

⊙ *Desechar el agua, enjuagar la quinoa o legumbres e incorporar a la olla para hacer el guiso, a la sartén para hacer el salteado o a la ensalada. Si se trata de legumbres en conserva, lavar muy bien varias veces e incorporar a la cocción.*

En el caso de los frutos secos, tan solo tostándolos o comprándolos tostados directamente ya los estaríamos reduciendo. Esto nos explica que a algunas personas no le sienten bien los frutos secos al natural. También los podríamos poner a remojo al menos veinte minutos en el caso de querer comerlos naturales.

Si decidimos comer pan de trigo sarraceno o quinoa, es importante que sea de masa madre, como hemos dicho en el apartado anterior, y a partir de la germinación de sus granos. Esto aumentará la absorción de sus nutrientes, disminuirá la carga glucémica y reducirá los antinutrientes.

En resumen, podemos decir que las legumbres no son tan interesantes si no realizamos todo el proceso marcado para la eliminación de los antinutrientes. Su consumo dependerá de cada persona y de la tolerancia que tenga. Si nos sientan bien, podríamos consumirlas sin problema.

La importancia de la fibra

Llevar una alimentación rica en fibra es ideal, y las mejores fuentes están en las frutas, las verduras, el almidón resistente que proviene de tubérculos como la papa y el camote y de algunas semillas como la chía, el sésamo y la linaza.

Las verduras y las frutas

Debemos tener en cuenta que la procedencia principal de hidratos de carbono ha de ser de las verduras, y que tenemos que variar entre ellas respetando las que estén de temporada en el momento de su consumo.

Las verduras tienen un papel fundamental en nuestra salud debido a su riqueza en nutrientes esenciales como vitaminas y minerales. Además, la gran cantidad de agua que contienen algunas de ellas contribuye a una buena hidratación. La verdura es un carbohidrato que prácticamente no produce picos de glucosa en sangre debido a la fibra y al agua que presenta. De ahí que una de las estrategias para no tener picos de glucosa cuando comemos un plato rico en carbohidratos sea añadir un plato de verduras antes —en el siguiente capítulo lo explicaremos mucho mejor—.

Además, las verduras son muy saciantes y, al mismo tiempo, muy bajitas en calorías y ricas en nutrientes, lo que las hace el alimento perfecto cuando el objetivo es perder peso. Eso sí, es importante que sean de temporada, de la zona y que nos aseguremos de lavarlas muy bien. En la actualidad, se suele abusar de los fertilizantes, pesticidas o herbicidas, entre otros, hasta el punto de llegar a ser perjudiciales para la salud debido a los tóxicos que se acaban acumulando en el cuerpo. También tenemos la opción de comprarlas ecológicas. Esto mismo ocurre con las frutas y debemos llevar el mismo miramiento. Si la verdura no es ecológica, mi consejo es que siempre les quitemos la piel, pues de esta forma reduciremos en parte la exposición a los tóxicos.

La fruta es uno de los alimentos más nutritivos que nos da la naturaleza. Es cierto que, al igual que pasa con algunas verduras, cuando se tiene mucha inflamación, no se toleran bien, pues, como hemos dicho en varias ocasiones, la inflamación nos lleva a una malabsorción intestinal. En estos casos habría que limitar su consumo e ir introduciendo conforme baje la inflamación.

Las frutas son carbohidratos simples naturales y, pese a contener bastante cantidad de fibra y agua, nos podrían llegar a producir picos de glucosa en la sangre, sobre todo las más dulces. Esto no significa que no tengamos que comerlas, sino que debemos buscar estrategias para contrarrestarlos. Una de ellas sería consumirlas junto con alguna proteína o grasa saludable, como los yogures o los frutos secos. Como ya hemos visto, cuando tenemos inflamación, somos menos capaces de gestionar la glucosa en la sangre y tenemos mayor predisposición a que nos provoque picos altos. En cambio, cuando estamos desinflamados, seremos más capaces de mantener un equilibrio de glucosa en la sangre. Para poder comprobar todo esto por mi cuenta, compré un glucómetro y calculé mi glucosa tras comer frutas solas y, por otro lado, acompañadas con proteína y grasa. Mi glucosa en ayunas partía de 72 y, al comer cuatro uvas, a la hora la tenía en 85. En cambio, si tomaba las uvas junto con un puñado de frutos secos, la glucosa se mantenía prácticamente estable en 75.

Un error que comete mucha gente es exprimir o batir las frutas y tomarlas en forma de zumo o batidos. De esta forma, estaremos tomando una o varias frutas de unos tragos, haciendo que al cuerpo le cueste mucho más asimilar la glucosa y no tenga tiempo de equilibrarla, provocando picos de glucosa. Al menos en los batidos, estamos consumiendo la fibra, pero con los zumos se provoca un pico de glucosa bestial debido a que dejamos la fibra y sus vitaminas en la pulpa y la piel de la fruta. Como solemos hacer con el zumo de naranja, que todavía hay gente que se extraña cuando decimos que inflama de la misma forma que podría hacerlo un azúcar simple. Además, si lo pensamos bien, nos estaríamos bebiendo en dos tragos la fructosa y las calorías que contienen dos o más naranjas, sin apenas tener sensación de saciedad.

En resumen, las frutas y las verduras son alimentos muy nutritivos, saciantes, hidratantes y perfectos para consumir en nuestra alimentación antiinflamatoria. Es importante que intentemos variar entre todos los tipos de frutas y verduras para así poder obtener todos los nutrientes de ellas. Pero, eso sí, respetando sus temporadas y estableciendo los trucos que hemos visto para gestionar los picos de glucosa.

〜〜〜〜〜

Mi consejo es consumir con las comidas principales al menos 150-200 gramos de verduras variadas y de temporada, y dos piezas de fruta al día.

〜〜〜〜〜

El almidón resistente

El almidón resistente es una forma especial de almidón que se obtiene tras la cocción y el enfriamiento durante al menos doce horas de algunos alimentos. Esto ocurre con el arroz, las legumbres, la avena, el plátano macho, la papa o el camote. Estos alimentos contienen almidón de forma natural, el cual es difícil de digerir y es necesario cocinar para hacerlo más accesible.

Una vez los cocinas y los dejas enfriar doce horas, a este almidón se le llama resistente porque a diferencia de los normales, que se descomponen y se absorben en el intestino, este «resiste» a la digestión del intestino delgado, llegando intacto hasta el colon, donde sirve como fuente de alimento para las bacterias buenas concentradas en esta parte del intestino y hace que sigan creciendo y reproduciéndose. Esto puede ayudarnos a mejorar nuestra salud digestiva y a fortalecer el sistema inmune. Por otro lado, estos carbohidratos nos aportarán menor índice glucémico respecto a los que no han sido enfriados, por su mayor cantidad de fibra procedente del almidón resistente. Además, tiene muchos beneficios respecto a la pérdida de peso, como veremos en el capítulo 12.

Es importante destacar que no todos los almidones resistentes son iguales, y su efecto en la salud variará dependiendo del alimento del que proceda y de su preparación. Mi recomendación es que intentemos aprovecharlo siempre que podamos cuando comamos todos estos alimentos ricos en almidón, pero que prioricemos los tubérculos, como decíamos al inicio del apartado.

Las grasas hidrogenadas

Como ya hemos dicho en varias ocasiones, debemos priorizar alimentos antes que productos. La gran mayoría de los procesados contienen grasas hidrogenadas como aceite de girasol, de palma o de canola, entre otros. ¿Y qué significa que están hidrogenadas? Es un proceso en el cual se les añade hidrógeno a los ácidos grasos insaturados que contienen estos aceites para convertirlos en grasas transaturadas. Estas son más sólidas a temperatura ambiente y tienen una mayor vida útil, lo que las hace ideales para añadir a los productos procesados que queremos que tengan una buena fecha de caducidad. Estas grasas son muy perjudiciales para el organismo y las convierte en otro de los alimentos más proinflamatorios.

Los procesados juegan un papel fundamental en nuestra alimentación, porque hacen que ahorremos mucho tiempo en la elaboración de la comida. Y existen buenos procesados como el tomate triturado, el jamón serrano, las cremas de verduras, los yogures naturales, el kéfir, los boquerones en vinagre, la caballa en aceite de oliva virgen extra o las aceitunas. Pero es primordial hacer una buena elección de estos e intentar que lleven solo los ingredientes necesarios. Para eso debemos leer bien el etiquetado de los productos, sobre todo el listado de los ingredientes. Y que entre estos no se encuentren harinas refinadas ni azúcar ni, por supuesto, el tipo de aceites mencionados. Si lleva aceite, debería ser el de oliva virgen extra.

El glutamato monosódico es otro de los ingredientes más frecuentes en los alimentos procesados. Ya hemos hablado de él, pero recordemos que es un potenciador del sabor que nos provoca adicción hacia el producto que lo contiene y, además, nos produce una gran inflamación en el cuerpo. Por lo que podemos decir que todos los productos que contienen glutamato monosódico o potenciador del sabor son inflamatorios, incluso las aceitunas o los encurtidos, que son tan beneficiosos, si llevan este componente, dejan de serlo. Por eso, es vital leer los ingredientes y saber lo que estamos comiendo en cada momento.

Comer grasa nos desinflama

Las grasas son la mejor fuente de energía, pues nos proporcionan más calorías por gramo que los carbohidratos o las proteínas. Esta también es una de las razones por las que se les tiene miedo, por el hecho de que nos hagan engordar más. Como vimos en el capítulo 2, consumir más o menos calorías no va a determinar que engordemos, porque lo que realmente importa es la calidad del alimento y la capacidad del cuerpo para administrar esas calorías. Decíamos que una persona puede engordar más que otra comiendo el mismo trozo de carne y cocinándolo de la misma forma porque esto dependerá de muchos más factores.

El otro día estaba con una amiga haciendo unas galletas de almendra y me preguntó si no era mejor utilizar harina de trigo integral en vez de la de almendra porque esta última aportaba más calorías al provenir de un fruto seco. Mi respuesta fue que sí iban a tener más calorías, pero también nos iban a saciar mucho más y, de esta forma, no necesitaríamos comer tantas, pues con dos galletitas, una fruta y una infusión podíamos merendar. Además, los beneficios de la almendra son superiores a los del trigo integral que, como vimos, carece de nutrientes y suele estar muy alterado.

Las grasas, además, son necesarias para la absorción de las vitaminas liposolubles como las vitaminas K, D, E y A en el tracto digestivo. Sin ellas es imposible que estas se absorban, por eso cuando tomamos suplemento de alguna de estas vitaminas debemos acompañarlo con algún alimento rico en grasas saludables. Por otro lado, las grasas son esenciales para el buen funcionamiento de las células e ideales para la función hormonal, pues las hormonas están compuestas sobre todo por grasas, y también son necesarias para el transporte de las hormonas a través del cuerpo.

Otra de las funciones que tienen las grasas, y por la que no pueden faltar en nuestra alimentación, es su efecto antiinflamatorio. Eso sí, para que esto ocurra debemos tener un buen equilibrio en su consumo. Como bien hemos visto, no todas son iguales y, mucho menos, antiinflamatorias. Por eso, es esencial aprender a diferenciarlas, para no llegar a confundirnos y dejar de consumirlas todas por miedo a enfermar.

Toda la vida se han clasificado las grasas en dos grupos, las saturadas y las insaturadas. Calificando las insaturadas como saludables y necesarias, y dejando de lado las saturadas por ser perjudiciales para nuestra salud. Esta clasificación deberíamos cambiarla, pues las insaturadas no son tan buenas como parecen, y las saturadas también tienen sus beneficios. Las podemos organizar en cuatro subgrupos:

○ *Grasas monoinsaturadas. Este grupo se encuentra dentro de las insaturadas y se ha demostrado que tienen efectos antiinflamatorios debido a los ácidos grasos omega 9 que contienen. A este grupo pertenecen alimentos como las aceitunas y su aceite de oliva, los aguacates y los frutos secos.*

○ *Grasas poliinsaturadas. Las podemos clasificar en dos: las de origen animal, como el pescado azul, muy rico en ácidos grasos omega 3 antiinflamatorios; y las de origen vegetal, como las semillas, frutos secos y aceites vegetales, como el aceite de girasol. Estos aceites, por el contrario, son ricos en omega 6 y suelen provocar una respuesta inflamatoria en el cuerpo. Por eso, es importante equilibrarlos bien.*

○ *Grasas saturadas. Siempre hemos pensado que son muy insanas e inflamatorias, pero no es así. Dentro de estas grasas encontramos la de las carnes, los huevos, los quesos, la mantequilla, la nata y el coco, cuyo aceite es fantástico para la salud. ¿Sabías que la leche materna contiene grasas saturadas? ¿Esto significa que sea perjudicial? Claro que no, pues es el alimento ideal para los bebés y los no tan bebés. Por lo que las grasas saturadas pueden formar parte de nuestra alimentación antiinflamatoria perfectamente, siempre y cuando su origen sea adecuado, como en el caso de las carnes, que veremos en el siguiente apartado.*

○ *Grasas transaturadas. En cambio, las de este tipo, que también forman parte de las grasas saturadas, no son para nada beneficiosas y debemos evitarlas al máximo, pues son muy inflamatorias.*

> Es importante tener un buen equilibrio entre los ácidos grasos omega 3 y omega 6. Ambos son necesarios, pero deben estar en equilibrio, ya que su función es opuesta con respecto a la regulación de la inflamación.

Mientras que los ácidos grasos omega 6 se encargan de defender al organismo mediante la inflamación del cuerpo, los omega 3 son los que se ocupan de resolver esa inflamación, evitando así que se haga crónica. Es vital que estén presentes ambos, pues la inflamación, como hemos explicado, es esencial para defendernos de patógenos y daños, pero debemos reducirla cuando el sistema inmune ha cumplido su función. Para eso tenemos que mantener un equilibrio entre estos dos ácidos grasos. El problema está en que en la actualidad se consumen muchos más alimentos ricos en omega 6 que en omega 3, y esto está relacionado con procesos inflamatorios crónicos. Teniéndolo en cuenta, es conveniente aumentar el consumo de los alimentos ricos en omega 3 y disminuir el de omega 6. Para esto, podemos hacer una segunda clasificación de las grasas:

- *Alimentos ricos en ácidos grasos omega 6: cereales como el maíz o el trigo; harinas de estos cereales; aceites vegetales como el de girasol, soja, maíz, palma o canola; y en menor cantidad en legumbres, carnes y huevos de animales encerrados y alimentados a base de harinas y cereales.*

○ *Alimentos ricos en ácidos grasos omega 3: pescados azules, sobre todo pequeños como sardina, boquerón o caballa; crustáceos; carnes de animales que pastan al aire libre; huevos de gallinas en libertad; aguacate; semillas de chía o de lino; y frutos secos como las nueces.*

Como vemos, es muy relevante la alimentación de los animales para que la carne sea inflamatoria o antiinflamatoria. Parece una tontería, pero en el siguiente apartado profundizamos en este tema. Es cierto que la cantidad de omega 6 en carnes y huevos de animales encerrados es bastante inferior que en cereales, harinas y aceites vegetales. Estos alimentos nos inflamarán bastante más con menor cantidad ingerida respecto a las carnes y los huevos.

Por otro lado, en el caso de los alimentos ricos en omega 3, debemos saber que los que son de origen animal, como pescado azul, crustáceos, carnes y huevos, se absorben mucho mejor porque se trata de omega 3 DHA y EPA, que son las formas activas del omega 3. En cambio, los de origen vegetal, como la linaza, la chía y las nueces que contienen mucho omega 3 también, cuesta bastante más absorberlos, pues se trata de omega 3 ALA, que es la forma menos activa. Habrá que tomar mucha cantidad para que el omega 3 se absorba. Por eso, a los vegetarianos y veganos siempre les recomiendo suplementarse con omega 3 extra.

En resumen, las grasas son esenciales para multitud de funciones en el organismo y debemos incluirlas en nuestra alimentación diaria en todas las comidas principales. No pueden faltar las monoinsaturadas como el aceite de oliva virgen extra, el aguacate o las aceitunas, ricos en ácidos grasos omega 9, imprescindibles para la salud cardiovascular, cerebral y celular. Tampoco debemos dejar las saturadas presentes en quesos o en el coco. Y, cómo no, las ricas en ácidos grasos omega 3, como los pescados azules pequeños, las carnes y los huevos de animales en libertad. Pero, por el contrario, debemos reducir los ácidos grasos omega 6, ya que están presentes en prácticamente todos los alimentos que la sociedad actual suele consumir.

Las carnes y los huevos, los grandes demonizados

Toda la vida hemos comido carnes, y la realidad es que somos omnívoros por naturaleza y no herbívoros para solo alimentarnos de plantas —aunque debemos respetar todas las opiniones y preferencias—. La carne es un alimento muy saciante y una gran fuente de proteína de gran valor biológico que proporciona todos los aminoácidos esenciales para el organismo. Además, es uno de los alimentos que más nutrientes aporta y de los que menos cuesta absorber, como en el caso del hierro, sobre todo presente en vísceras y carnes rojas. También nos proporciona zinc, fósforo, vitamina B12 y todas las del grupo B, creatina y colina. Esto la hace muy beneficiosa para nuestra salud metabólica, muscular, ósea y cerebral. Tanto la carne roja como la blanca nos proporcionan estos beneficios y es importante variar entre unos tipos y otros, siempre priorizando la proveniente de los animales menos alterados y mejor alimentados, pues lo cierto es que su beneficio óptimo va a depender de dónde se obtenga esta carne. Si optamos por carnes procesadas y alteradas, seguramente no nos aporten todos estos beneficios, incluso puede que nos inflamen —como en muchas ocasiones habremos escuchado en redes o incluso en televisión—.

Con carnes alteradas me refiero a las que proceden de animales encerrados en fábricas, a los que alimentan a base de piensos y harinas para engordarlos, les alteran el crecimiento hasta el punto de tener que inyectar en muchas ocasiones la vitamina B12 porque no la producen de forma natural, y, además, están repletos de antibióticos. Se estableció una ley que prohibía tratar con antibióticos a los animales como método de prevención de patologías —es muy fuerte, pero antes se hacía— y, ahora, se supone que solo los tratan una vez que están enfermos. Pero debido a la alteración del crecimiento, al no estar expuestos al sol, no tener libertad y no consumir los nutrientes que realmente necesitan, es muy común que enfermen. Así que están repletos de antibióticos y generan multitud de hormonas que luego van al cuerpo. Además, estas carnes, debido a la alimentación basada en cereales y harinas, son muy ricas en omega 6, lo que hace que su abuso pueda ocasionar inflamación.

Entonces, ¿cómo podemos conseguir carne saludable y que contenga todos los nutrientes de los que hemos hablado sin que nos inflame y nos beneficie igual que ha hecho durante toda la vida con nuestros antepasados? Esto se consigue comprando carnes de animales que están en libertad y se alimentan de lo que encuentran en el campo. Es cierto que son más caras, pero también son mucho más nutritivas. El animal ha vivido sin estrés, al aire libre y al sol, y además de ser más ético y respetar el crecimiento natural como siempre se ha hecho, es lo ideal para conseguir todos sus beneficios. Esto la hace una carne rica en ácidos grasos omega 3 antiinflamatorios.

A la conclusión que llegamos es que abusamos de los avances que tenemos. Antes no había más que criar a los animales respetando su crecimiento natural y dejando que se alimentasen de lo que encontraban por el campo, dejándolos al sol y cuidándolos para que no se enfermaran, pues no existían los medicamentos de los que hoy disponemos. En la actualidad, tenemos acceso a todas las carnes de forma fácil y abundante, pero los animales no están bien alimentados. Esta mala praxis no es adecuada ni para los animales ni para nosotros como consumidores. Por lo que mi recomendación es que el consumo de carne dependa de su calidad.

En el caso de las carnes rojas, como el cordero, la oveja, la vaca, el buey o el cerdo, si vienen de animales bien alimentados y que pastan al aire libre, recomiendo consumirlas una o dos veces por semana —aunque esto dependerá del paciente y el nivel de inflamación que tenga—. Y las blancas, como las de ave o conejo, podríamos comerlas de la misma forma o un poquito más, intentando que cumplan con las características que hemos mencionado.

¿Qué ocurre con los huevos?

Con los huevos pasa algo similar, comprarlos de gallinas que pastan al aire libre asegurará que mantienen todas sus propiedades. Fijarnos en el método de producción que aparece en el empaque es esencial. La denominación «orgánico» indica que las gallinas han sido criadas en libertad, con alimentación ecológica; «free-range», que son camperas, se criaron al aire libre; «cage-free» que se han criado en el suelo —estas ya están encerradas—; y convencional o «caged», que están encerradas y enjauladas. Por lo que debemos decantarnos por los huevos orgánicos o «free-range».

El huevo, debido al debate de su consumo y la relación con el aumento del colesterol, siempre se ha visto como un alimento prohibido por muchas personas. Sin embargo, en la actualidad, como vimos en el capítulo anterior, hay evidencia de que no empeorará la salud cardiovascular. Todo lo contrario. Es un alimento muy nutritivo, saciante y versátil a la hora de cocinarlo. Contiene proteínas de gran valor biológico con todos los aminoácidos esenciales y necesarios para nuestro desarrollo. Además, es rico en vitaminas del grupo B y vitamina A, importantes para la función celular, la formación de glóbulos rojos y la salud ocular. También contiene minerales como hierro, fósforo y selenio, esenciales para los huesos, el sistema nervioso y las defensas.

En muchas ocasiones tendemos a desechar la yema por miedo a su grasa y la mala fama que siempre ha tenido, pero es muy buena para la salud cardiovascular y tiene propiedades antiinflamatorias por los ácidos grasos omega 3 que contiene. Sus grasas, además, nos aportan una gran sensación de saciedad. Además, contiene antioxidantes, como la luteína y la zeaxantina, muy beneficiosos. Y al igual que la carne roja, es una de las mejores fuentes de colina, un nutriente esencial para la salud cerebral, la del hígado y el desarrollo del feto durante el embarazo.

Podemos cocinar los huevos de muchas formas distintas, pero debemos tener en cuenta que su cocción puede influir en su perfil nutricional. Mi recomendación es que evitemos los fritos y prioricemos los cocidos, a la plancha, en tortilla o revueltos. Intentar consumir al menos una vez a la semana uno con la yema sin cuajar es un acierto porque podremos acogernos mejor a sus propiedades. También podemos utilizar el huevo para hacer postres saludables, bases de pizza con verduras y salsas como la falsa mayonesa que tienes en el apartado de las recetas.

No existe una recomendación exacta sobre el consumo de huevos, pues dependerá de la cantidad de proteína que necesitemos ingerir y de la carne y el pescado que comamos durante la semana. Pero yo siempre recomiendo consumir al menos cinco huevos semanalmente. Dos huevos son una ración de proteína, que es la cantidad que aconsejo ingerir en cada una de las comidas principales.

Pescados, mariscos y moluscos

Ya hemos visto que el pescado azul, debido a su elevado contenido en ácidos grasos omega 3, es un alimento antiinflamatorio que no debe faltar. Debemos consumirlo al menos dos veces por semana. Si el pescado es salvaje, contendrá más cantidad de omega 3 que los de piscifactoría. Lo bueno es que los pescados como sardina, boquerón o caballa suelen ser salvajes y su precio no es tan elevado como otros también salvajes —el rodaballo o la lubina—. Para aumentar su consumo podemos hacer boquerones en vinagre o anchoas, y acompañar con ellos nuestras tostadas del desayuno o las ensaladas; incluso son perfectos para un buen aperitivo saludable junto con unas aceitunas —en el apartado de recetas encontrarás la de los boquerones en vinagre—.

Siempre debemos priorizar los pescados pequeños frente a los más grandes por su contenido en mercurio, sobre todo en las poblaciones más vulnerables.

Solo hemos hablado de los pescados azules, pero los blancos, los mariscos y los moluscos también tienen grandes beneficios. En general, todo lo que proviene del mar es muy saciante y nos va a favorecer. Entre sus nutrientes encontramos:

- *Son fuente de proteína de alta calidad, que nos proporciona los aminoácidos esenciales, al igual que la carne y los huevos.*

- *Son ricos en yodo, selenio, hierro y zinc, esenciales para la función tiroidea y un sistema inmunológico fuerte. Además son, junto con la carne y los huevos, de los pocos alimentos que contienen vitamina B12, fundamental para el buen funcionamiento del sistema nervioso y la formación de glóbulos rojos.*

- *Pese a que los pescados azules son los que más cantidad de omega 3 contienen, los moluscos también nos aportan gran cantidad de este ácido graso.*

Consumir al menos dos veces por semana moluscos y mariscos, y otras dos veces pescados blancos, junto con las dos raciones que hemos recomendado de pescado azul, sería perfecto para continuar con nuestra alimentación antiinflamatoria. Eso sí, debemos evitar pescados procesados como surimi o gulas, ya que estos no contienen apenas pescado y, por el contrario, llevan muchos aditivos e ingredientes perjudiciales como el glutamato monosódico.

Lácteos, la leche y su caseína

Quizás hayas escuchado que los lácteos son inflamatorios, pero lo cierto es que esto va a depender de la persona que los consume, del tipo de lácteo y de la calidad del producto. La leche es uno de los alimentos nutricionalmente más completos. Solo tenemos que ver que, en el caso de los mamíferos, es nuestro único alimento durante los primeros meses de vida. Si nos fijamos, somos los únicos que la seguimos tomando una vez acabamos con la materna, y tomamos la que proviene de otros animales, aunque la más común sea la de vaca. En muchas ocasiones, no somos capaces de digerir esta leche de la misma forma que lo hacíamos con la materna, y normalmente esto se debe a la beta-caseína que contiene.

Existen dos tipos de beta-caseína, la A1 y la A2. La leche humana contiene la segunda, al igual que la leche de cabra, búfala y oveja, pero la de vaca suele contener beta-caseína A1 debido a una mutación que ha ido sufriendo por el estilo de vida que llevan las vacas hoy en día y lo alterado que tienen su crecimiento. Es cierto que antes podíamos encontrar vacas con beta-caseína A2, pero ahora es muy raro. Por lo que es normal que haya personas que noten un cambio en la digestión de la leche al «modernizarse».

Ya sabemos que si un alimento es de difícil digestión, provoca inflamación. Así que mi consejo es que siempre se prioricen lácteos de cabra, búfala y oveja. Estos se digieren mucho mejor por la beta-caseína A2 que contienen. Por otro lado, también nos aportan mayores beneficios, pues sus grasas son de mejor calidad y proporcionan hasta el doble de nutrientes que la leche de vaca porque son más densas y la cantidad de agua es inferior. Por ello, también es importante tomarlos enteros y no desnatados.

¿Y qué pasa con las bebidas vegetales?

Ahora está muy de moda catalogar los lácteos en general como inflamatorios e insanos y, a cambio, tomar bebidas vegetales pensando que son más nutritivas. Es verdad que si las elegimos bien, pueden ser saludables, pero no aportan muchos nutrientes. Es decir, son prácticamente agua con un 2-15 % del vegetal, y, en muchas ocasiones, de vegetales hidrolizados, que tienden a liberar más azúcares.

Las bebidas vegetales más recomendables son las que se hacen a base de frutos secos, como la de almendra o la de avellana. Debemos asegurarnos de que contienen un gran porcentaje del vegetal del que esté hecha y que en sus ingredientes no haya azúcar, edulcorantes ni aceites, solo agua, el vegetal y sal. También podemos hacerla en casa. En el apartado de recetas aprenderás a prepararla.

Los lácteos de cabra y oveja tienen muchos más nutrientes y son más beneficiosos para nosotros en el caso de que nos sienten bien. Debemos tener en cuenta que las bebidas vegetales no se suelen recomendar por la calidad de sus nutrientes, sino como sustituto de la leche cuando no nos va bien. Pero es importante destacar que podemos vivir sin los lácteos, no son imprescindibles en nuestra alimentación, porque los nutrientes que contienen, como el calcio, los podemos encontrar fácilmente en otros alimentos. Pero los lácteos, como hemos dicho, son muy nutritivos y buenos para nuestras bacterias, sobre todo si se trata de lácteos fermentados como los yogures, el kéfir o los quesos. Son el alimento perfecto para la microbiota, como vamos a ver en el siguiente capítulo. Sigue leyendo y descubre cómo adentrarte en tus nuevos hábitos de salud.

RECUERDA

No debemos obsesionarnos y querer
implementar todos estos cambios
de una vez.

El consejo que siempre les doy a mis pacientes
es que comiencen poco a poco, y paso a paso
vayan avanzando en este camino de salud
y buenos hábitos.

Es mucho más fácil de lo que pensamos
y no es necesario ser tan estrictos al inicio.
Con pequeños cambios, empezaremos a ver
grandes avances.

11
Alimentar la microbiota y perder peso

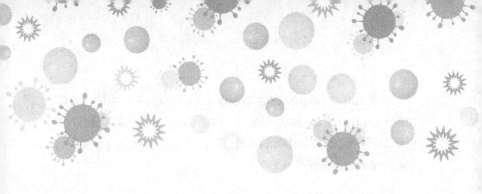

Ya hemos comentado que la microbiota es un conjunto de bichitos que actúan como un órgano más en el cuerpo. Estos microorganismos reciben información del exterior y, al mismo tiempo, envían señales a todo el organismo. Determinan nuestra forma de pensar, nuestro modo de percibir la realidad, la manera en que las células se comunican, la forma en que el sistema inmune nos defiende o la capacidad de absorber nutrientes en el intestino. Es importante que estos microorganismos se encuentren en equilibrio, pues así podrán realizar cada una de las funciones que hacen que nos encontremos bien tanto física y mentalmente como en nuestro interior.

Para poder tener una microbiota en buen estado es importante llevar una alimentación antiinflamatoria variada y un estilo de vida saludable. Esta es la base principal, pues hará crecer y reproducir a las bacterias «buenas» y disminuirán las «malas». La inflamación crónica puede tener un impacto importante en el desequilibrio de la microbiota intestinal, aunque esta relación es bidireccional. Lo que significa que cuidar la microbiota también hará que tengamos menor predisposición a sufrir inflamación crónica. Por eso es fundamental tener un buen cuidado de la microbiota, además de llevar una alimentación antiinflamatoria de base. Y ¿qué podemos hacer al respecto?

Probióticos, los nuevos microorganismos que se instalan en el cuerpo

Ciertos alimentos contienen microorganismos vivos que, al consumirlos, pueden implantarse en la microbiota y ocupar un lugar en ella en forma de bacterias buenas. A estos se les llama probióticos, y cuando se incorporan de forma adecuada aportan beneficios para la salud. Eso sí, si sufrimos inflamación crónica, igual estos nos sientan regular, por lo que hay que observar los síntomas al consumir estos alimentos. En el caso de que nos caigan mal, primero debemos solucionar esa inflamación y poco a poco ir incorporándolos. En cambio, si estamos bien, los probióticos pueden tener un efecto protector y antiinflamatorio, y con ello mejorar nuestra salud intestinal y respuesta inmunológica. Incluso pueden ayudarnos a estar psicológicamente mejor.

Los alimentos que contienen probióticos son los fermentados. Antes se consumían en grandes cantidades, ya que la fermentación es una técnica culinaria antigua que ha servido en todo el mundo para crear una variedad de alimentos deliciosos y nutritivos. Además, se ha utilizado mucho como método de conservación, ya que antiguamente no se disponía de neveras. Es cierto que todavía se utiliza para la elaboración de algunos productos como el yogur, el kéfir, el vinagre o los encurtidos. En este proceso, los microorganismos, como bacterias, levaduras o mohos, descomponen los azúcares del propio alimento y los transforman en ácidos, alcoholes y gases. Este tratamiento hace que podamos digerir mejor el alimento y que contenga estas bacterias beneficiosas para la microbiota.

Para fermentar los alimentos primero debemos seleccionar los ingredientes base como la fruta, verdura, lácteo o grano, y deben estar limpios y en buen estado. Después se preparan para que los microorganismos puedan acceder al alimento y facilitar la liberación de los azúcares, ya sea troceando, remojando o procesando los alimentos. A continuación, se añaden los microorganismos responsables de la fermentación, como, por ejemplo, el scoby al té verde para hacer kombucha. En muchos casos no es necesario incorporarlo, porque ya se crea de forma natural en el alimento, como en el caso del chucrut o col fermentada. Simplemente debemos cortar la col en juliana e introducirla en un tarro de cristal limpio durante cuatro-nueve días con la tapadera entreabierta, y ya tendremos nuestro alimento fermentado.

Durante la fermentación, los microorganismos consumen los carbohidratos presentes en los alimentos como la col o el azúcar que se le añade al té verde en el caso de la kombucha, y producen productos finales, como ácidos orgánicos o gases. Por eso, en muchas ocasiones, parece que les hayan puesto agua con gas en su interior, pero es fruto de la fermentación. Este proceso puede tardar desde horas hasta días en producirse.

Además de la kombucha y el chucrut, encontramos muchos más probióticos:

El yogur y el queso

Se fermentan añadiéndole los famosos fermentos lácteos, que encontramos en la lista de los ingredientes. Estos se alimentan del azúcar de la leche —la lactosa— y la convierten en ácido láctico. De ahí que tenga esa acidez peculiar. En algunas ocasiones, los intolerantes a la lactosa pueden tolerar el yogur o los quesos, ya que ambos se encuentran fermentados y, por esta razón, contienen menor cantidad de lactosa.

Los quesos también son un alimento fermentado, y, si están elaborados a partir de leche cruda, todavía más efectivos. Eso sí, es importante que los ingredientes de los yogures y los quesos sean buenos para obtener estos beneficios. El yogur en sus ingredientes debe tener leche y fermentos lácticos, y nada de azúcar ni edulcorantes. Además, debemos huir de los de sabores y los que tienen etiquetas como *light* o *zero*.

Por otro lado, para que un queso nos aporte beneficios, debe componerse de leche, cuajo y sal. En el caso de que estén hechos de leche cruda, en sus ingredientes lo remarcaría.

El kéfir

Es parecido al yogur, pero tiene una fermentación distinta. Contiene más cepas, su sabor es más intenso y suele digerirse mejor. Tanto en el caso del yogur y los quesos como del kéfir es ideal consumirlos de cabra u oveja, como comentamos en el capítulo anterior. También existe el kéfir de coco o de agua.

Con este probiótico ocurre como con el yogur, en sus ingredientes solo deben aparecer leche y fermentos lácticos.

Tanto el yogur como el kéfir pueden llevar nata en sus ingredientes, eso significaría que son de la categoría «griego», pero seguirían siendo saludables. En el caso de que se trate de kéfir de agua o de coco, solo debería tener en sus ingredientes agua o leche de coco y fermentos, y nada de azúcar ni edulcorantes. También se puede preparar casero siempre y cuando los hagamos con nódulos de kéfir. Los mezclaríamos con leche, leche de coco o agua, y dejaríamos fermentar, colaríamos y tendríamos el kéfir lleno de bacterias beneficiosas.

El vinagre de manzana sin filtrar

Es importante que sea sin filtrar, pues de esta forma contiene la madre, que es como se llaman los restos de bacterias y levaduras que se han utilizado para el proceso de fermentación. Se diferencia de otros por su aspecto turbio. También es conveniente que no esté pasteurizado.

Los podemos encontrar en la zona bio de los supermercados, *online* o en herbolarios, y se utiliza para aderezar ensaladas, preparar boquerones en vinagre o para elaborar una bebida probiótica. En el apartado de recetas te explico cómo.

Los encurtidos

Los pepinillos, las cebollas, las aceitunas o las alcaparras, entre otros, también se obtienen a través de un proceso de fermentación, y actúan como un probiótico. Eso sí, debemos revisar sus ingredientes y corroborar que no contengan potenciador del sabor o glutamato monosódico, que es muy común en este tipo de productos.

Por otro lado, hemos de intentar que no estén pasteurizados. Para comprobarlo solo hay que mirar en la etiqueta del producto. Si nos los sirven al peso, deberemos preguntar e informarnos, aunque por mi experiencia, a no ser que sepamos que son muy caseros, suelen llevar glutamato y están pasteurizados.

También son fáciles de preparar, mi abuelo toda la vida ha hecho olivas *partías*, como aquí le llamamos a las aceitunas encurtidas, y son un alimento estupendo para nuestra microbiota.

El miso

Se elabora con arroz fermentado, soja o cebada. Es como una pasta que se suele utilizar en la famosa receta de la sopa de miso o incluso para añadir a caldos cuando queramos potenciar su sabor.

Lo podemos encontrar en herbolarios, *online* o algunos supermercados. Eso sí, como en todos los fermentados, debemos asegurarnos de que no esté pasteurizado y tenga buenos ingredientes, alejándonos de aceites vegetales, azúcar, edulcorantes y harinas refinadas.

Otros

Hay algunos probióticos menos conocidos como el natto, elaborado a partir de habas de soja; el kimchi, a partir de la col china y muy parecido al chucrut pero picante; o el tempeh, que al igual que el natto se elabora a partir de la soja.

> Estos alimentos, gracias
> a su fermentación, además de actuar
> como probiótico y repoblar la microbiota
> de bacterias buenas, también mejoran su
> digestibilidad y nos hacen más fácil
> la absorción de los nutrientes
> que nos aportan.

Prebióticos, el alimento perfecto para la microbiota

Los prebióticos son el alimento de las bacterias buenas. Es muy importante llevar una alimentación rica en ellos, pues favorecen el crecimiento, desarrollo y reproducción de estas bacterias tan necesarias. Los principales prebióticos que podemos encontrar son:

- *El almidón resistente, del que ya hablamos en el capítulo anterior. Polifenoles y antioxidantes, que son sustancias presentes en las plantas. Esto justifica que insista tanto en el consumo de frutas y verduras variadas. Un 5-10 % de estos alimentos se absorbe en el intestino delgado, pero el resto es aprovechado por la microbiota para transformarlo en sustancias beneficiosas para la salud. Los más representativos son los alimentos ricos en quercetina (ajo, cebolla, espárragos o manzana), resveratrol (uva morada) y antioxidantes (frutos rojos, té, aceite de oliva virgen extra, cacao 100 %, frutos secos y muchas frutas y verduras).*

- *Distintos tipos de fibra, como en el caso de los fructooligosacáridos y la inulina, presentes en espárragos, cebolla, ajo, alcachofa o plátanos; la pectina, que encontramos en frutas como manzana, naranja, limones, frutos rojos (sobre todo en moras y arándanos); los beta-glucanos, presentes en setas y algas; los mucílagos, en las semillas del tomate, la chía, la linaza, los higos o las judías verdes.*

> **La leche materna también se considera un prebiótico. ¡Qué sabia es la naturaleza!**

Los prebióticos no pueden faltar en nuestra alimentación, y como ya hemos comprobado, se encuentran presentes dentro de la alimentación antiinflamatoria. Además de regular el estreñimiento, el peso y el índice glucémico, también tienen un efecto antiinflamatorio en el cuerpo debido a los ácidos grasos que se producen en el colon tras la fermentación de las bacterias presentes en él. El más representativo es el butirato o ácido butírico.

Este es un ácido graso de cadena corta que se produce de forma natural y es el alimento favorito de las células del colon. Si el intestino funciona correctamente, seremos capaces de producirlo. El butirato tiene efectos muy beneficiosos para la salud y es importante que no nos falte. Entre sus funciones incluye:

- *Desinflamar, pudiendo reducir la inflamación del intestino y ayudar a controlar enfermedades inflamatorias.*

○ *Estimular el crecimiento de bacterias buenas e inhibir el de las malas.*

○ *Ayudar a mejorar la resistencia a la insulina y con ello a prevenir el aumento de peso.*

○ *Fortalecer la barrera intestinal, evitando así la permeabilidad intestinal.*

○ *Favorecer la motilidad intestinal, mejorando el estreñimiento y las diarreas.*

○ *Mejorar la función cerebral, metabólica y del sistema inmunológico.*

Lo podemos formar a partir del consumo de los prebióticos, pero también encontrarlo directamente en alimentos específicos o suplementos, aunque no suele ser tan efectivo. Algunos de estos alimentos son el ghee o mantequilla clarificada, los yogures de cabra y oveja, algunos tipos de queso, como el parmesano, y los fermentados.

Menos pastillas y más alimentos

Con todos los beneficios que tiene tomar probióticos y prebióticos, muchas personas lo hacen a través de suplementos y de forma descontrolada, lo que puede provocar que tengan un efecto contrario y desencadenen problemas como el sobrecrecimiento bacteriano o SIBO, tan común en la actualidad. Como no presentan prescripción médica, en muchas ocasiones se toman sin control alguno, a diario o incluso de forma habitual, con el objetivo de mejorar problemas digestivos o inflamación. La inflamación o los problemas digestivos suelen de-

ADIÓS A LA INFLAMACIÓN

berse a la mala alimentación y al estilo de vida que llevamos, porque alteran la microbiota.

~~~~~~~~~~

¿De qué va a servir incorporar bacterias al intestino si antes no hemos solucionado el problema que teníamos? ¿De verdad pensamos que es sano tomar estos productos a diario y estar incorporando bacterias de una forma que no es natural?

~~~~~~~~~~

No solo no es sano, sino que puede ser peligroso. Los suplementos incorporan cepas específicas de probióticos y prebióticos, y en mayor cantidad que a través de los alimentos, por eso es muy importante que estén recetados por profesionales que conozcan al paciente. Que la gente esté consumiendo estos productos sin la prescripción de un médico es una de las razones de que el SIBO no pare de aumentar. Te aseguro que, después de tratar a miles de pacientes durante estos años, en la mayoría de los casos no es necesario utilizarlos. Como ya hemos dicho, tenemos que

- eliminar los alimentos proinflamatorios, que nos están inflamando. Y, con ello, reducir las bacterias malas que se están reproduciendo en la microbiota intestinal;

- seguir una alimentación antiinflamatoria, en la cual ya vamos a incorporar probióticos y prebióticos de forma natural y en su justa medida, además de otros nutrientes que son esenciales para el correcto funcionamiento del cuerpo;

- mantener hábitos antiinflamatorios como estilo de vida.

Sí, en el 99 % de los casos, esto es suficiente para solucionar estos problemas. Es cierto que algunas personas, después de seguir estos pasos, han necesitado algún refuerzo de herbáceos, antibióticos, probióticos y prebióticos, pero para que nos hagamos una idea, cuando he pautado algún tratamiento de este tipo, ha sido como mucho para tomarlos durante quince días, no de forma descontrolada y sin ningún sentido.

Es más importante la calidad que la cantidad

La obesidad en el mundo aumenta de forma notable cada año, incluso en la población infantil. Estados Unidos es uno de los países con mayores índices de obesidad y sobrepeso en el mundo. La obesidad se asocia con multitud de patologías, como las cardiovasculares o las metabólicas, que son las más mortíferas en la actualidad.

Siempre nos han dicho que, para perder peso, simplemente tenemos que reducir la cantidad de calorías que consumimos y gastar más de las que se consumen. De esta manera se nos ha quedado la idea de que para perderlo solo tenemos que comer menos y hacer más deporte. Este pensamiento se lleva a extremos con dietas restrictivas que pasan factura. La solución para el sobrepeso y la obesidad va mucho más allá de esta clase de dietas.

Hay productos con muy pocas calorías que pueden engordar más que otros que tienen muchas más, y esto tiene mucho que ver con la microbiota. Hemos estado hablando en todo el libro de bacterias buenas y malas, pero todavía no le hemos puesto nombre a estas. Realmente tanto las malas como las buenas deben estar presentes, pero se tiene que mantener un equilibrio entre ellas. Si esto ocurre, las malas serán inofensivas y nos ayudarán también en algunos procesos.

Las bacterias malas son los *Firmicutes* y las buenas, los *Bacteroidetes*. Las personas que tienen un exceso de peso presentan una menor cantidad de *Bacteroidetes* en su intestino y una mayor cantidad de *Firmicutes*. Además, en diversos estudios que se han hecho con ratones se ha visto que si cogemos la microbiota fecal de un ratón obeso y se la trasplantamos a uno delgado y viceversa, el obeso adelgazaría y, por el contrario, el delgado engordaría. Por lo que ahora entendemos que el aumento de grasa y peso en una persona viene determinado por la composición de su microbiota. Por eso, al llevar una alimentación antiinflamatoria, conseguimos esa desinflamación, esa regeneración de la microbiota, y con ello una mejor composición corporal.

También podemos comprender con esto que haya personas reduciendo sin parar la cantidad de calorías que consumen y que no pierdan peso. Pues solo se centran en la cantidad y no en la calidad de los alimentos. Además, si presentan una inflamación de base, primero deben desinflamarse. ¿Verdad que ahora podemos entender mejor, como dijimos en el capítulo 2, que dos personas que comen la misma cantidad de pechuga de pollo y cocinada de la misma forma puedan engordar una más que otra? Pues la que engorda más tendrá más cantidad de *Firmicutes* y menos de *Bacteroidetes*.

Quiero hacer un paréntesis porque esto lleva a pensar en esa persona que se alimenta fatal, que tendrá la microbiota desequilibrada y, aun así, no engorda. Esto se debe a que los genes también influyen en el peso y la acumulación de grasa, pero, como hemos repetido en varias ocasiones, que una persona esté delgada no significa que esté sana. Y puedo decir bien claro y con seguridad que a cualquiera que se alimente mal y tenga inflamación, a la larga su cuerpo le pedirá explicaciones.

Lo podemos ver claramente con personas que toda la vida han estado muy delgadas y, de repente, empiezan a ganar peso de forma descomunal, bien a partir de un embarazo, de la menopausia o sin ningún otro motivo, como se dice «el metabolismo les cambia».

Lo positivo de esto es que siempre hay solución. Es decir, aunque hayas estado treinta años de tu vida con sobrepeso sin poder bajarlo, te aseguro que mediante una alimentación antiinflamatoria, es posible. Y, por supuesto, mediante hábitos antiinflamatorios como los que vamos a ver en el siguiente capítulo.

RECUERDA

Para poder tener una microbiota en buen estado es fundamental que llevemos una alimentación antiinflamatoria variada y un estilo de vida saludable.

La inflamación crónica puede tener un impacto importante en nuestro desequilibrio de la microbiota intestinal, pero cuidar la microbiota también hará que tengamos menor predisposición a sufrir inflamación crónica, por eso es bueno que incluyamos probióticos y prebióticos en la alimentación.

Si los probióticos nos sentaran mal, podría ser por dos razones: porque tenemos una inflamación crónica que debemos solucionar o porque tenemos SIBO o algún microorganismo que debemos tratar primero antes de incorporarlos. Mi consejo es que siempre descartemos antes la inflamación, llevando una alimentación antiinflamatoria de base.

El butirato es esencial para estar desinflamado y no debe faltarnos.

No sirve de nada incorporar suplementos de probióticos o prebióticos sin prescripción como un parche para combatir un problema de inflamación o digestivo, sino que debemos centrarnos en el origen del problema.

○

Si tenemos un exceso de peso,
tal vez presentemos una menor cantidad
de *Bacteroidetes* en el intestino y una mayor de
Firmicutes. Cambiando esto podremos conseguir
perderlo y no cometer uno de los errores más
frecuentes: dejar de comer o reducir al
máximo las calorías.

○

Podemos mejorar la composición
de la microbiota mediante la alimentación
y los hábitos saludables.

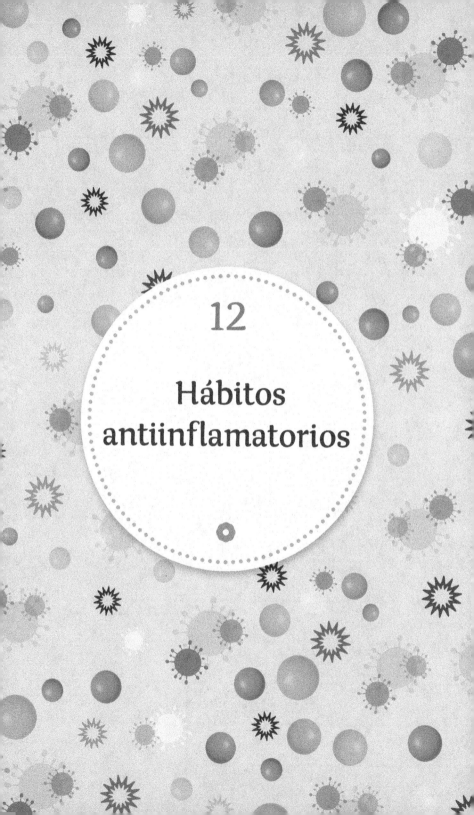

12

Hábitos
antiinflamatorios

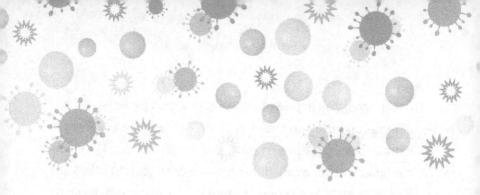

Los alimentos que consumimos son esenciales para la salud, podemos evitar y reducir la inflamación crónica gracias a ellos. Pero los hábitos que seguimos también son cruciales para conseguirlo. Dependiendo de la forma que cocinemos, de los nutrientes con los que acompañemos un plato o incluso del modo que esté producido ese alimento —como hemos visto en el caso de las carnes o los huevos—, estos nos pueden inflamar más o menos.

Aunque nos alimentemos muy bien, si no masticamos lo suficiente, comemos de manera muy frecuente y sin dejarle un descanso al organismo entre comida y comida, seguramente esta, pese a ser antiinflamatoria, nos puede inflamar. Por eso, es muy importante conocer los hábitos que debemos seguir para mantenernos desinflamados.

No cocinar los alimentos en exceso

Este tipo de cocinado puede tener varios efectos negativos tanto en el valor nutricional de los alimentos como en sus efectos en nuestra salud. Muchos nutrientes como las vitaminas y minerales tienden a descomponerse o perderse, ya que algunos son muy sensibles al calor. Al aceite de oliva virgen extra le pasa, por eso siempre aconsejo cocinar con la mínima cantidad y después añadirlo en crudo por encima. ¿Sabes que esta es la razón por la que siempre se recomienda el aceite de oliva virgen extra? Es porque está extraído en frío y no se ha sometido al calor, por lo que preserva todos sus nutrientes. Si lo sometemos al calor, el aceite se oxida y pierde prácticamente todos los beneficios, convirtiéndose en un alimento rico en calorías vacías. Pero, aun así, considero que es de las mejores fuentes de grasa para el cocinado de los alimentos.

Otros de los alimentos que pierden propiedades son las verduras y las hortalizas, por eso siempre es recomendable tomar al menos una ración en crudo, por ejemplo, en forma de ensalada o de bastones de crudités como la zanahoria o el pepino.

Y, por último, no puedo dejar de nombrar el omega 3. Estos ácidos grasos son muy sensibles al calor, por eso es muy buena idea tomar anchoas o boquerones en vinagre con nuestras ensaladas o tostadas, pues de esta manera estamos aprovechando al máximo sus beneficios antiinflamatorios.

Por otro lado, utilizar altas temperaturas para cocinar también puede generar compuestos químicos dañinos como las acrilamidas, que tienen un efecto muy negativo para nuestra salud, catalogadas como posibles cancerígenos. Por esta razón, cuando un alimento está muy tostado y se queda negro, mi consejo es que lo tiremos. Cuando vivía en casa de mis padres, si se nos quemaban un poco las tostadas, mi padre les daba un poco con un cuchillo y listo. Pero incluso así las acrilamidas se quedan presentes en el alimento.

Evitar los picos de glucosa

Cuando consumimos un alimento rico en carbohidratos, ya sea un trozo de pan, una pieza de fruta o pastelería industrial, experimentamos una subida de glucosa en sangre, determinada por la cantidad y la calidad de los carbohidratos que estamos consumiendo. A más azúcar libre, mayor será la subida. Como ya sabemos, los picos de glucosa elevados no son beneficiosos, y tampoco esas bajadas en picada que se producen como consecuencia. Es de lo que más inflamación y acumulación de grasa produce en el cuerpo.

Algunas frutas como el plátano o la uva tienen bastante fructosa, pero al contener fibra y agua en su composición, esta subida es menor que si consumimos un producto con azúcar añadido. No obstante, hay personas que tienen menor capacidad para evitar esas subidas de glucosa en la sangre, debido a la resistencia a la insulina, diabetes o inflamación. Mientras se desinflaman y se recuperan de estas patologías —es posible conseguirlo, como ya hemos visto—, pueden optar por frutas que contengan menos carbohidratos como los arándanos, las fresas, las frambuesas o la granada.

Como comentamos, existen muchas estrategias para estabilizar los picos de glucosa si acompañamos los alimentos ricos en carbohidratos con grasas y proteínas de buena calidad. Estos trucos los podemos aplicar todas las personas en general, pues siempre nos beneficiarán y evitarán o ayudarán a reducir la inflamación.

No beber mucha agua con las comidas

Beber cualquier bebida en exceso justo antes de las comidas y durante podría diluir el ácido clorhídrico del estómago y hacer que actúe peor en la digestión de los alimentos que consumamos en esa comida. Esta hipoclorhidria puede generar reflujo gastroesofágico y que con ello notemos esa repetición de la comida con sabor agrio/ácido. Además, puede hacer que al intestino lleguen los alimentos sin digerir y acompañados de parásitos que tendrían que haber muerto con ese ácido del estómago si no hubiese estado diluido. De este modo llega todo el mejunje sin haber pasado esa primera barrera que forma parte de nuestra digestión, y es de vital importancia debido a que está relacionada con procesos proinflamatorios y prevalencia de una permeabilidad intestinal.

También he de decir que no a todo el mundo le ocurre esto, por eso es importante que nos observemos y nos hagamos las pruebas pertinentes en el caso de tener síntomas de hipoclorhidria. No obstante, si queremos beber grandes cantidades de agua, es mejor hacerlo media hora antes de empezar a comer o una hora después.

Comer con calma

Comer con calma es esencial para mejorar las digestiones, pues permite que el cuerpo inicie el proceso de digestión de manera adecuada. Masticar lentamente y saborear los alimentos nos ayuda a descomponerlos en partículas más pequeñas y más fáciles de digerir, y así seremos capaces de facilitarle la absorción de nutrientes al aparato digestivo. Con ello, evitaremos la inflamación.

Por otro lado, también hace que nos sintamos más saciados con menos. Es decir, el hecho de comer muy rápido hace que podamos ignorar las señales de saciedad y el cerebro no sea capaz de percibirlas, lo que nos puede llevar a comer en exceso. Además, sentarse y disfrutar de la comida relajadamente, siendo conscientes de cada bocado, reduce el estrés, que está muy relacionado con la inflamación. Incluso puede mejorar la relación que tenemos con la comida y ayudarnos a no comer de forma compulsiva, pues seremos capaces de apreciar los beneficios que nos aporta cada uno de los alimentos que consumimos, lo que nos ayudará a adherirnos a ella y que llegue a formar parte de los hábitos saludables de por vida.

Realizar meditaciones y respiraciones conscientes puede ayudarnos a gestionar mejor el estrés y a comer de manera más consciente. Además, ir a un psicólogo puede ser genial.

Mantener los niveles de vitamina D

Hoy en día más del 70 % de la población tiene déficit de vitamina D, y si no se encuentra en los niveles adecuados, tendremos mayor predisposición a estar inflamados. La vitamina D actúa como una hormona. Tiene multitud de funciones y propiedades, entre las que se encuentran:

- *Regular el sistema inmunológico, pues tiene la capacidad de frenar las respuestas inmunitarias excesivas o desreguladas donde el sistema inmune ataca a las propias células o tejidos del cuerpo, que es lo que origina las enfermeda-*

des autoinmunes. *Por eso es esencial que las personas con enfermedades autoinmunes mantengan la vitamina D en el límite superior de lo que nos marca la analítica (80-100 ng/dl). Por otro lado, nos ayuda a prevenir virus y ataques de patógenos.*

○ *Propiedades antiinflamatorias, pues es capaz de regular la producción de citoquinas inflamatorias (que son las proteínas implicadas en la inflamación) y promover la producción de las antiinflamatorias, haciendo que evitemos una inflamación excesiva, a la que llamamos inflamación crónica. Además, interfiere en la regeneración de la barrera del intestino, evitando o solucionando la permeabilidad intestinal, causante de la gran mayoría de patologías, como hemos visto.*

○ *Absorción del calcio. El calcio es vital para la formación y el mantenimiento de los huesos y dientes, principalmente. Sobre todo, en la menopausia tendemos a que se nos debiliten los huesos, y en muchas ocasiones se recetan suplementos de calcio. Mi recomendación es que nos fijemos en la vitamina D, porque la gran mayoría de las veces es la que causa esta debilidad. Si no tenemos buenos niveles de vitamina D, no habrá absorción de calcio, por lo que por más que tomemos calcio no solucionaremos el problema. Debemos asegurarnos de que los niveles de vitamina D se encuentren entre 50-100 ng/dl y tomar alimentos ricos en calcio.*

○ *Alimentos antiinflamatorios ricos en calcio son los lácteos de cabra u oveja, el brócoli, las sardinas, el marisco, las almendras, las semillas o las avellanas.*

○ *Efectos positivos en la salud mental. La vitamina D, debido a su poder antiinflamatorio, regulador del sistema inmune y regenerador de la barrera intestinal, hace que sus niveles*

óptimos se relacionen con un menor riesgo de padecer trastornos del estado de ánimo como la depresión o la ansiedad.
Además, ayuda a que el sistema nervioso pueda funcionar
correctamente.

○ *Regulación hormonal. La vitamina D puede influir en la producción de todas las hormonas, pues desempeña un papel
muy importante en la regulación de la insulina, mejorando
la resistencia a esta. Es esencial en la producción de hormonas sexuales, por lo que es necesaria en todos los procesos
naturales de la vida (uno de los grandes problemas de la infertilidad es su deficiencia). Y es realmente importante, entre
otras funciones, para la tiroidea.*

○ *Regulación de la función celular en tejidos y órganos del cuerpo. La vitamina D regula la proliferación celular. Un control
inadecuado podría aumentar la predisposición a sufrir enfermedades como el cáncer.*

La vitamina D es esencial y muy necesaria para poder
realizar las funciones vitales. ¿Y cómo podemos saber si tenemos déficit? Mi consejo es que la vitamina D en general la
mantengamos en sangre en valores de 40-100 ng/dl, y en
el caso de padecer enfermedad autoinmune, como hemos
dicho, que no baje de 80 ng/dl. Es cierto que es una vitamina
liposoluble y en dosis muy altas podría ser tóxica. Por eso
es importante medirla al menos dos veces al año en nuestra
analítica rutinaria. Sobre todo cuando sufrimos inflamación
crónica, es esencial que se encuentre en niveles óptimos en la
sangre para que nos ayude a disminuirla y nos recuperemos
de posibles patologías. Entonces, ¿cómo podemos mantenerla
en niveles óptimos?

La vitamina D, sobre todo, se obtiene del sol. Es cierto que hay alimentos que la contienen de forma natural, como el aceite de hígado de bacalao, los lácteos o los huevos, pero cuesta mucho captarla a través de estos, pues, para que tengan suficiente, el animal ha tenido que tomar el sol y tener los niveles de vitamina D estables. Es complicado, aunque el aceite de hígado de bacalao puede ser el más efectivo y en muchas ocasiones se utiliza como suplemento natural de esta vitamina liposoluble. No obstante, yo siempre recomiendo intentar obtenerla a partir del sol, que es la mejor fuente, y no debemos perder esa capacidad de sintetizarla, como toda la vida hemos hecho.

Hay tanto déficit debido a la manera de vivir y de comer que llevamos. El problema es que en la actualidad no vivimos igual que antes. Nuestros antepasados estaban muy expuestos a la luz del sol, hoy vamos de casa al coche, del coche al trabajo y de vuelta a casa sin apenas exponernos a la luz solar. Además del miedo que se le tiene al sol. Es cierto que es fácil leer y escuchar que es cancerígeno, que mancha la piel y produce arrugas. Durante toda la lectura hemos derribado varios mitos, por lo que ya no nos sorprende leer que este es uno más, ¿verdad? Achicharrarse al sol no es bueno, y puede ocasionar melanomas, manchas o arrugas, pero no exponerse a él, aumenta mucho más la predisposición a sufrir cualquier tipo de afección en la piel o cáncer, incluido el melanoma. Nos olvidamos de que es necesario para vivir, necesitamos exponernos al sol al menos veinte minutos diarios —sin protección, pero cuidando que la piel no se enrojezca y evitando las horas centrales del día—; aunque no haya sol y esté tras las nubes, sus rayos penetran. Y somos capaces de captar su luz y sintetizar vitamina D, además de regular los ritmos circadianos y ayudarnos en la producción de melatonina, entre otras funciones. Por otro lado, la forma de alimentarnos y la inflamación que tenemos en el organismo tampoco colaboran en la sintetización de la vitamina D, por lo que seguir la alimentación antiinflamatoria puede ser un punto a favor para conseguirlo.

Algo que nos puede estar impidiendo sintetizar la vitamina D es tener niveles bajos de magnesio, por eso es importante consumir alimentos ricos en este mineral, como aguacate, frutos secos, cacao, o suplementar con bisglicinato de magnesio en el caso de no conseguir los requerimientos necesarios.

Si pese a seguir estas recomendaciones tenemos la vitamina D baja en sangre, deberíamos suplementarnos si cumplimos con los requisitos para esto —debemos contar con un profesional para evaluarlo—. Si padecemos enfermedades autoinmunes, seguramente nos tengamos que suplementar, pues llegar a niveles de 80-100 ng/dl es complicado en estos casos. La suplementación de vitamina D más natural es a partir de vitamina D3. Una cantidad óptima para mantenernos estables es de 4000-6000 UI, pero si hay déficit, suelo trabajar con dosis más altas de 10 000 UI o hasta 20 000 UI en el caso de enfermedades autoinmunes, eso sí, siempre junto con vitamina K2 para prevenir calcificaciones y haciendo previamente una analítica evaluando la PTH, Ca en orina, Ca sérico y vitamina D sérica, entre otros valores.

Mantener un buen descanso

No me cansaré de repetir que descansar bien por las noches es vital para mantenernos desinflamados. Acciones como comer de forma saludable, no cenar muy tarde, exponernos a la luz solar, sobre todo presenciando el amanecer y atardecer, no exponernos demasiado a las luces azules que provienen de móviles, televisión, luces artificiales o computadoras antes de ir a dormir, hacer deporte durante el día y gestionar el estrés son esenciales para un buen descanso. Además, el magnesio también puede ser un buen aliado para combatir el insomnio. En el caso de suplementarnos de magnesio, lo ideal es tomarlo media hora antes de irnos a dormir, ya que ayuda a la producción de melatonina, la conocida hormona del sueño.

Realizar deporte de fuerza y cardio

Otro de los consejos en los que insisto es en hacer deporte. Al menos debemos evitar ser sedentarios, pues llevar una vida activa nos ayuda tanto en lo mental como en lo físico. Hacer ejercicio consigue que liberemos endorfinas, que son sustancias químicas que actúan como un antiinflamatorio natural y generan sensaciones positivas, lo que hará que mejoremos nuestro estado de ánimo y motivación.

Podemos comenzar por caminar y poco a poco ir añadiendo algo más. Lo ideal es conseguir implantar el ejercicio de fuerza también, pues es esencial para el desarrollo muscular, la aceleración del metabolismo, la mejora de la salud ósea y, por supuesto, la disminución de la inflamación. Además, tanto la práctica de ejercicio físico como el aumento de la masa muscular nos ayudan a mejorar la sensibilidad a la insulina, a controlar el azúcar en la sangre y a reducir grasa corporal, pues, como sabemos, el músculo es un gran almacén de glucosa, al igual que el hígado. Si no hay suficiente masa muscular, se acumulará mayor cantidad de glucosa en forma de grasa.

Realizar descansos metabólicos que el hígado necesita

Nuestros antepasados comían según lo que la naturaleza les brindaba y según lo que habían podido cazar esa semana. En cambio, en la actualidad, al tener tanta disponibilidad de alimentos, comemos demasiado. Y no me refiero a las cantidades de comida, sino a las veces al día que lo hacemos.

> El hígado es el órgano más saturado del cuerpo.

El hígado es uno de los órganos que más funciones tiene y, aun así, cuenta con la capacidad de realizarlas correctamente. El problema está en que cada vez le damos más y más trabajo, se acaba saturando y comienza a darnos problemas. Imagina que en nuestro puesto de trabajo estamos acostumbrados a trabajar ocho horas al día y cada semana nos van sumando una hora más hasta que nos encontramos trabajando doce horas diarias sin descanso y sin ayuda. Ya te digo yo lo que pasaría: nos acabaríamos estresando, saturando y nuestro rendimiento disminuiría. Esto es lo que le ocurre al hígado. Debido a la saturación, podría dejar de hacer las funciones que tiene la capacidad de realizar tan bien cuando se encuentra en un estado óptimo.

El hígado, además de producir la bilis, que es esencial para la digestión de las grasas, regula los niveles de glucosa en la sangre: almacena la glucosa en forma de glucógeno, y esta, cuando se encuentra baja en sangre, va liberándose poco a poco. Actúa como un almacén de glucosa para cuando la necesitemos, al igual que el músculo. Esto también lo hace con algunas vitaminas como la A, D, E y K; transforma los aminoácidos provenientes de las proteínas en proteínas plasmáticas, que nos ayudan en la coagulación sanguínea y el transporte de nutrientes; convierte los ácidos grasos en lipoproteínas para ayudarnos a transportar las grasas. Y, por si fuera poco, es el órgano principal para desintoxicar el cuerpo, pues filtra y elimina sustancias tóxicas y productos de desecho del torrente sanguíneo, incluyendo medicamentos, productos químicos, alcohol, etc. En este proceso convierte estas sustancias en formas menos tóxicas, las hace solubles en agua para que puedan ser excretadas en la orina o la bilis.

Al tener tantas funciones, muchas veces, al cargarlo más de la cuenta, puede llegar a saturarse y acabar en estrés hepático o en acumulación de toxinas.

Estrés hepático

Si el hígado está constantemente ocupado en una de sus funciones y no le queda suficiente tiempo para las demás, se estresa, lo que hará que tenga menos energía y recursos para otras funciones metabólicas importantes. Algunos signos que pueden mostrar que nuestro hígado está estresado son las transaminasas elevadas en la sangre, cuando nos dicen que tenemos hígado graso o hepatitis, cuando nos aumenta la resistencia a la insulina o sufrimos problemas hormonales.

Acumulación de toxinas

Si no es capaz de procesar eficazmente todas las toxinas que le llegan, pueden acumularse en el cuerpo, dando lugar a una carga tóxica generalizada y creando problemas de salud como inflamación crónica, alergias, intolerancias, enfermedades autoinmunes y otros trastornos.

¿Y qué factores influyen en que el hígado se encuentre tan saturado que nos provoque este estrés hepático o la acumulación de toxinas? Algunos son:

- *Consumo excesivo de alcohol. Por eso, cuando nos sale algún parámetro alterado en una analítica relacionado con el hígado, el médico siempre nos pregunta si tomamos alcohol frecuentemente.*

- *Permeabilidad intestinal. Las barreras, al estar abiertas, hacen que las toxinas, los alimentos no digeridos y las bacterias pasen a la sangre. Como consecuencia, estas directamente serán transportadas al hígado, que las neutralizará y las eliminará. Por supuesto que el hígado no cuenta con este trabajo y podría saturarse.*

- *Consumo de productos inflamatorios y de difícil digestión. Esto hará más largas las digestiones, por lo que tendrá menos tiempo de realizar la función de desintoxicación. También inducirá a una inflamación crónica.*

- *Inflamación crónica. Esta puede dañar distintos órganos del cuerpo con el tiempo. Por lo tanto, estos órganos pierden la capacidad de realizar sus funciones de forma óptima. El hígado, al realizar tantas funciones importantes, es de los primeros que suelen dar la cara.*

- *Comer de forma muy frecuente. Al no dejar un descanso entre comida y comida, el hígado solo se puede centrar en las digestiones y deja de lado otras funciones esenciales.*

- *Sobreexposición a disruptores endocrinos. Esto hará que tenga que filtrar mucho más, le aumentemos la carga de trabajo y con ello el estrés hepático. En el capítulo 1 señalamos que uno de los factores que nos hacen tener inflamación es la sobreexposición a los disruptores endocrinos. Acabamos el apartado con esta frase: «El problema es que todos nos exponemos demasiado a ellos, y al mismo tiempo, los órganos, debido a la alimentación que seguimos y al exceso de digestiones que hacemos, pierden la capacidad de eliminarlos correctamente». Ahora ya podemos comprender esto y darnos cuenta de que en un ambiente donde el cuerpo funcione perfectamente, estos disruptores no tendrían por qué hacernos daño. El problema está en que cada vez estamos más inflamados, el organismo no trabaja tan bien como debería y encima hemos aumentado la exposición a disruptores (por comodidad, modernidad o no sé por qué), y estamos cada vez más en contacto con ellos, lo que empeora la respuesta del cuerpo, inflamándonos más. Otra serpiente que se muerde su cola.*

Existen múltiples estrategias para darle un descanso al hígado y sacarlo de ese estrés hepático:

- Eliminar alimentos proinflamatorios e incluir nutritivos y antiinflamatorios (puedes revisarlos en los capítulos 10 y 11).

- Reducir la exposición a tóxicos como alcohol, tabaco y disruptores endocrinos (en el capítulo 1 tienes ciertas claves para conseguirlo).

- Reforzar las vías de desintoxicación. Así tendrá mucho más espacio para realizar otras funciones importantes. Y para ello recomiendo algunas pautas como:

  - Ayunar, mínimo unas doce horas desde la última comida del día hasta la primera del día siguiente. Es decir, si terminamos de cenar a las ocho de la tarde, no desayunar hasta las ocho de la mañana del día siguiente. En este tiempo realizaremos una limpieza nocturna necesaria para mantener los órganos en buen estado.

  - Separar las comidas al menos cuatro o cinco horas entre unas y otras. Esto permite al cuerpo hacer una digestión correcta y no saturar a los órganos que forman parte de la digestión, como en el caso del hígado.

  - Dormir lo suficiente. Es esencial para que el organismo se recupere y regenere el daño celular.

  - Hacer deporte. La actividad física nos ayuda a eliminar toxinas y a activar el metabolismo.

  - Beber agua. Una media de un litro y medio sería lo ideal, aunque esto depende de la persona. Es fundamental para permitir que las toxinas puedan eliminarse por la piel a través del sudor o por la orina.

  - Aumentar el consumo de antioxidantes. Nos ayudan a proteger a las células de los daños causados por los radicales libres, evitando el estrés oxidativo. Alimentos ricos en vitamina C, E, selenio o zinc nos podrían ayudar, como frutos rojos, nueces de brasil, aceite de oliva virgen extra o moluscos.

- Consumir infusiones de hierbas colagogas como el cardo mariano, el diente de león, el boldo o la cúrcuma... que pueden ayudar en el proceso de desintoxicación.

- Algunos suplementos como el N-acetilcisteína (NAC) también pueden ayudar al hígado. Pero en el caso de suplementar, siempre debe estar recetado por un profesional.

El ayuno intermitente

Ya hemos hablado del ayuno, especialmente del nocturno, esencial para activar el complejo motor migratorio, que es el sistema natural de limpieza. Este complejo consiste en una actividad cíclica que se produce en el intestino y el estómago cuando no hay alimento, eliminando los restos de comida y disminuyendo la acumulación de bacterias, por lo que es fundamental para evitar SIBO o sobrecrecimiento bacteriano. Esta limpieza se paraliza cuando ingerimos algo de alimento, aunque sea un vaso de leche. Hay muchos pacientes que me preguntan si pueden tomar uno antes de ir a dormir y mi respuesta siempre es negativa, aconsejándoles mejor una infusión, ya que no anularía la limpieza que el organismo realiza y que es tan beneficiosa. Junto con las infusiones, el café solo, el té y el agua, con o sin gas, tampoco rompen el ayuno.

Como vemos, ayunar al menos doce horas es beneficioso para el organismo, pero ¿y ayunar más horas? También lo es en general, porque podríamos ir incrementando las horas poco a poco hasta conseguir un ayuno de dieciséis-dieciocho, lo que consideramos ayuno intermitente. Es un hábito beneficioso, pues todavía estaremos dándole mayor descanso al cuerpo y esto está relacionado con:

● *Mejorar la sensibilidad a la insulina, ya que el cuerpo puede utilizar la glucosa de forma más eficiente. Lo que hará que mejore nuestro estado de ánimo y la ansiedad por la comida. Además, se ha visto que el ayuno intermitente podría influir en la regulación de hormonas como la grelina o la leptina, ayudando a aumentar la percepción de saciedad y a reducir los antojos por alimentos muy palatables o de sabor muy intenso.*

● *Estimular la autofagia, que es un proceso celular en el cual las células eliminan componentes celulares dañados o no deseados, y está relacionado con mayor salud celular, menor inflamación y un aumento de la longevidad.*

● *Reducir el estrés oxidativo causado por un desequilibrio entre los radicales libres y los antioxidantes, que al mismo tiempo está asociado con la inflamación crónica.*

● *Mejorar la función cognitiva y aumentar la protección frente a enfermedades neurodegenerativas. Notaremos menor niebla mental y mayor concentración.*

● *Favorecer la pérdida de grasa, debido a su utilización como fuente de energía al haber acabado con las reservas de glucosa.*

Es cierto que a partir de las doce horas de ayuno se considera ayuno intermitente. Pero estos beneficios se suelen experimentar a partir de las dieciséis. Hay que tener en cuenta que estos efectos podrían variar entre unas personas y otras, y que no a todo el mundo le tiene por qué ir bien. Mi consejo es que se pruebe poco a poco, haciendo una adaptación progresiva. Es decir, empezando por conseguir esas doce horas e ir aumentando con el tiempo y escuchando las señales que el cuerpo nos envía. Es importante que este proceso no nos suponga estrés o ansiedad, ya que lo que ganemos por un lado lo perderemos por otro.

Nunca recomiendo hacer ayuno intermitente en un tiempo determinado, reduciendo con él las cantidades o ingestas únicamente con el objetivo de perder peso. Si hacemos esto, seguramente, cuando lo dejemos y volvamos a comer como antes, recuperaremos los kilos perdidos. Además, cuando se hace con este objetivo, se tiende a pasar hambre, a no consumir los nutrientes diarios que necesitamos y se genera ansiedad. Como muchas veces hemos dicho, esto no será una pérdida de peso eficaz. En cambio, hacerlo de buena forma y recomendado por un nutricionista y, además, con el objetivo de que nos aporte otros beneficios, observando durante el proceso el bienestar que sentimos, hará que lo valoremos y que lo implantemos como un hábito más para mantenerlo en el tiempo.

En general, podemos decir que el ayuno intermitente es un hábito sano, siempre y cuando sigamos una alimentación saludable y rica en nutrientes de base. Es un paso más, es decir, primero debemos asegurarnos de que estamos alimentándonos correctamente y después ya podremos empezar a aplicar otras acciones que ayuden, como los ayunos o las limpiezas hepáticas.

RECUERDA

Aunque la alimentación sea antiinflamatoria,
es esencial acompañarla de hábitos saludables
para potenciarla.

Es importante cómo cocinamos los alimentos,
con qué nutrientes los acompañamos o el espacio
entre comida y comida para estar más sanos
y alcanzar cualquier objetivo físico
y de salud.

Hábitos como el ayuno intermitente, el buen
descanso, el contacto con la naturaleza o la
práctica de ejercicio físico pueden ayudarnos a
conseguir grandes cambios.

RELÁJATE

No te agobies con tanta información que al final no te permita hacer nada. Empieza por el principio, márcate pequeños objetivos que sean fáciles de cumplir y realiza cambios de forma progresiva. Para conseguirlo, puedes ayudarte del reto gratuito elaborado por mí que te he dejado como regalo al inicio del libro, que puedes hacer con toda la familia. Estoy segura de que te va a ayudar a organizarte y a comenzar paso a paso con la alimentación antiinflamatoria. Yo siempre digo que a la gente hay que hacerle la vida más fácil y no más difícil de lo que ya es. Por eso, voy a hacer lo posible por sumergirte en este tipo de alimentación y hábitos que nos dan vida.

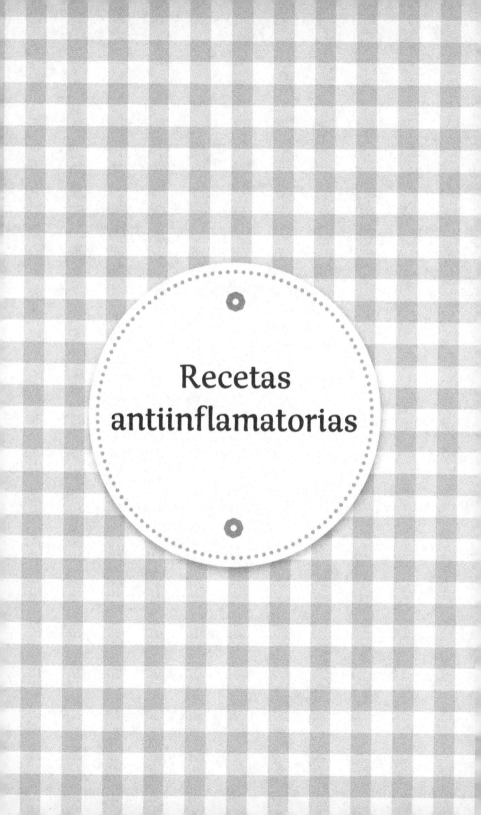

Recetas antiinflamatorias

H e querido recopilar estas recetas con el fin de que podamos seguir este tipo de alimentación de una forma más sencilla. No obstante, tenemos el reto antiinflamatorio gratuito de tres días a través del cual vamos a conseguir comenzar de forma sencilla y didáctica este tipo de alimentación tan beneficiosa.

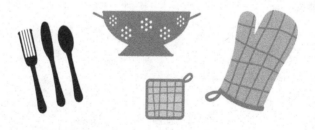

20 min +
congelación y
reposo

Conservación

hasta 1 semana
en la nevera

Ingredientes

- 1 kg de
  boquerones

- 100 ml de
  vinagre de
  manzana sin
  filtrar

- 2 o 3 dientes
  de ajo o ajo
  en polvo

- Perejil fresco
  al gusto

- Aceite de
  oliva virgen
  extra

- Sal marina
  gruesa

BOQUERONES
EN VINAGRE

El boquerón es uno de los pescados más nutritivos que hay junto con las sardinas. Ya sabemos que contiene una gran cantidad de omega 3 de muy buena calidad y, además, siempre suele ser salvaje. Aun así, es de los más económicos, al igual que la sardina y la caballa. El hecho de prepararlos en vinagre hace que el omega 3 se pueda absorber mejor y que actúe como un antiinflamatorio natural.

Elaboración

1. Tiramos de la cabeza del boquerón, llevamos la raspa central y separamos en dos mitades. Si los compramos limpios en la pescadería, nos ahorraremos este paso.

2. Una vez separados, lavamos cada lomo con agua y secamos en papel de cocina, colocándolos uno al lado del otro en un plato hondo.

3. Cubrimos con agua fría y unos cubitos de hielo, y los dejamos 2 horas en la nevera para que se desangren y blanqueen. Una vez transcurrido el tiempo, los enjuagamos y los secamos con papel de cocina.

4. Vamos formando capas de boquerones en un recipiente de cristal. Colocamos la primera con la piel hacia arriba, cubrimos con

vinagre de manzana y sal marina, y repetimos la operación. Reservamos en la nevera durante un día hasta que estén blancos.

5. Congelamos durante 72 horas en el propio vinagre, aunque si ya estaban congelados, no es necesario que realicemos este paso.

6. Descongelamos en la nevera para no romper la cadena del frío, lavamos de nuevo, secamos en papel de cocina y vamos colocándolos ordenadamente en el plato donde vayamos a servirlos.

7. Añadimos un buen chorro de aceite de oliva virgen extra por encima, perejil fresco troceado y 2 o 3 dientes de ajo picado o ajo en polvo.

❄ MI CONSEJO ❄

Podemos preparar gran cantidad,
congelarlos e ir sacando cada semana conforme
los vayamos a consumir. A mí me encanta
comerlos en el desayuno con pan de trigo
sarraceno, tomate, aguacate, aceite de oliva
virgen extra y albahaca en polvo.

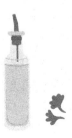

Tiempo de preparación

10 min + 24-48 h de cocción

Conservación

3 días en la nevera

Ingredientes

- 2 o 3 l de agua
- 1 kg de huesos de vaca (caña y rodilla)
- 1 hueso pequeño de jamón
- 1 espinazo salado de cerdo
- 1 oreja de cerdo (aunque puede aportar un sabor muy fuerte al caldo, es una gran fuente de colágeno)
- 1 carcasa de pollo o pavo
- Patas de pollo o pavo
- 1 pechuga de pollo o pavo (opcional)
- 2 cebollas
- 2 zanahorias
- 1 puerro
- 1 rama de apio
- 1 diente de ajo
- 1 hoja de laurel
- 2 cucharadas de vinagre de manzana sin filtrar (ayuda a la extracción de los nutrientes de los huesos del caldo)
- 1 cucharada de tomillo o romero
- 1 cucharadita de cúrcuma
- 1 rama de perejil
- ½ cucharadita de jengibre en polvo
- Una pizca de cardamomo
- Sal marina

CALDO DE HUESOS DE COCCIÓN LENTA

Este caldo es una bomba de nutrientes que debemos aprovechar por los beneficios que nos aporta. Actúa como un antiinflamatorio natural y es una gran fuente de colágeno. Es importante que vayamos variando los huesos de diferentes animales de pasto o criados en libertad. Además, la cocción debe durar al menos 24 horas para poder extraer todos los nutrientes de los huesos poco a poco y que se queden en el caldo.

Elaboración

1. Cocemos lentamente los huesos junto con las especias, el vinagre y el agua durante 6 o 7 horas (si tenemos vitro o inducción lo ponemos al 3-4, dependiendo de la potencia). Vamos retirando la espuma si no nos gusta que tenga tanta grasa.

2. Una vez transcurrido el tiempo, incorporamos las verduras en trozos grandes y la pechuga en daditos en el caso de que decidamos incluirla.

3. Seguimos cociendo otras 18 o 20 horas más y corregimos de sal en el último momento.

❊ MIS CONSEJOS ❊

Cuando dejemos enfriar el caldo, quedará en
la parte de arriba una capa blanca de grasa
que podemos quitar si no nos sienta bien o no
nos gusta la sensación. Además, puede que el
caldo se gelatinice y esto para nada es malo, al
revés, significa que contiene mucho colágeno
concentrado.

Diluimos el caldo tanto como queramos hasta
que nos acostumbremos al sabor fuerte que tiene,
incluso añadimos otras verduras como tomate o
col rizada para suavizarlo
más todavía.

Podemos tomar el caldo con un poco de limón
con las comidas principales o hacer de él un plato
principal si lo acompañamos con los trocitos
de carne deshilachada, las verduras
y una buena ensalada.

Podemos hacer grandes cantidades para
aprovechar el tiempo de cocción y después
separarlo en tarros de cristal para congelar.

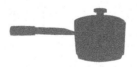

Tiempo de preparación

10 min +
35 de horneado

Conservación

Hasta 2 días
en la nevera en
un recipiente
hermético

Ingredientes

- 160 g de harina de almendras
- 10 g de psyllium o linaza molida
- 8 g de levadura
- 2 huevos
- 5 ml de aceite de oliva virgen extra
- 100 ml de agua
- Sal marina al gusto (4 g aproximadamente)

PAN DE ALMENDRA

Este pan de almendra es sin gluten, antiinflamatorio y sin harinas. Es muy sencillo de preparar y viene genial para comer junto con una hamburguesa, para acompañar las comidas o incluso para preparar un sándwich y llevarlo al trabajo. Al prepararse con almendra y huevo es muy nutritivo y saciante a diferencia de otros panes.

Elaboración

1. En un recipiente mezclamos la harina de almendras, el psyllium y la levadura.
2. Batimos los huevos y junto con el agua incorporamos a la mezcla. Dejamos reposar un par de minutos.
3. Dividimos la mezcla en dos, le damos forma ovalada para hacer dos bollitos redondos.
4. Ponemos sobre una bandeja de horno y pintamos con aceite de oliva virgen extra. Horneamos durante 30-35 minutos a 180 °C, con calor arriba y abajo. Cuando los saquemos del horno, deben estar doraditos. Si no lo están, dejaremos que se cocine 5-10 minutos más sin dejar de vigilar.
5. Dejamos que se enfríen en una rejilla y ya los tendremos listos.

❋ MIS CONSEJOS ❋

Podemos añadirle unas semillas por encima antes
de su horneado para darle un toque distinto.

Puedes congelarlo en rebanadas y después
tostarlas antes de consumirlas.

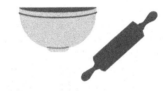

Tiempo de preparación

5 min

Conservación

1 semana
en la nevera

Ingredientes

- 1 l de agua o agua con gas
- ¼ de lima
- 5-6 hojas de hierbabuena o menta
- 1 cucharada de vinagre de manzana sin filtrar
- 1 cucharada de limón exprimido
- Lima y hierbabuena para decorar
- Cubitos de hielo pequeños (opcional)

BEBIDA PROBIÓTICA

Seguro que de vez en cuando nos apetece acompañar las comidas con alguna bebida distinta al agua, sobre todo en verano. Un refresco saludable siempre viene bien porque refresca de verdad, no como los alcohólicos, azucarados o edulcorados. Esta bebida tiene multitud de beneficios debido a que contiene vinagre de manzana sin filtrar. Actúa como un probiótico, reduce los picos de glucosa en sangre y acidifica el estómago. Además, la hierbabuena, la lima y el limón tienen propiedades digestivas y antioxidantes.

Elaboración

1. Añadimos en un recipiente de cristal el agua, la lima cortada en trozos y las hojas de hierbabuena.
2. Incorporamos las cucharadas de vinagre y limón, y decoramos con unas rodajas más de lima y hojas de hierbabuena. Podemos acompañar con unos cubitos de hielo.

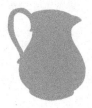

☀ MI CONSEJO ☀

Las cantidades de los ingredientes dependen del nivel de acidez que deseemos. Lo bueno es que siempre podemos corregir añadiendo más agua.

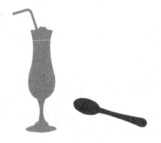

Ingredientes

- 250 ml de agua
- ½ limón
- 1 rodaja de jengibre
- 1 rodaja de cúrcuma
- Canela en rama
- Pimienta negra
- 1 cucharadita de miel cruda (opcional)

INFUSIÓN DE JENGIBRE Y CÚRCUMA

Este tipo de bebidas no son para nada milagrosas, pero cuando se toman junto con una alimentación antiinflamatoria nos pueden ayudar en el proceso. La cúrcuma, el jengibre, la pimienta, la canela y el limón tienen propiedades importantes, y al unirse hacen de esta una infusión antioxidante, antimicrobiana, antiinflamatoria y digestiva.

Elaboración

1. Calentamos el agua en un cazo a fuego medio-alto junto con la canela, ralladura de limón (sin llegar a la parte blanca), el jengibre, y la cúrcuma.
2. Cuando comience a hervir, retiramos del fuego y añadimos el jugo del limón y una pizca de pimienta negra.
3. Colamos la infusión y acompañamos con la cucharadita de miel.

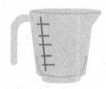

❋ MI CONSEJO ❋

Podemos tomarla fría. Para ello, antes de incorporar el limón y la pimienta colamos la mezcla y dejamos enfriar. Luego echamos los demás ingredientes y reservamos en la nevera hasta el momento de servir.

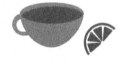

Tiempo de preparación

25 min +
15 min de
horneado

Conservación

3-4 días
en la nevera

Ingredientes
(para 12 donas)

Para la masa

- 150 g de dátiles con hueso
- 100 g de harina de almendra molida
- 100 ml de leche o bebida de almendra
- 20 ml de agua
- 4 huevos
- 1 cucharada de levadura en polvo
- Canela de Ceilán al gusto

Para la cobertura

- 6 o 7 onzas de chocolate (más de un 85 % de cacao)
- 1 cucharada de aceite de coco prensado al frío

DONAS DE CHOCOLATE

Es una de mis recetas estrella. Cada vez que he tenido que cocinar para invitados en casa o hay un cumple familiar y las he hecho, han volado. Están realmente buenas y no contienen azúcar añadido ni edulcorantes. Además, son perfectas para cuando tenemos antojo de dulce.

Elaboración

1. Quitamos los huesos a los dátiles y los trituramos junto con el agua hasta formar una pasta.
2. Mezclamos la pasta con los ingredientes húmedos (leche o bebida de almendra y huevos) y vamos incorporando los secos poco a poco (harina de almendra molida, canela y levadura).
3. Vertemos la mezcla en los moldes de las donas.
4. Precalentamos el horno a 180 °C, con calor arriba y abajo, y horneamos las donas durante 15 min.
5. Mientras tanto, derretimos el chocolate con el aceite de coco al baño maría, y cuando las donas se hayan enfriado, las sumergimos dentro.

❋ MIS CONSEJOS ❋

Podemos decorar con trocitos de nueces, coco rallado o un poco de crema de algún fruto seco como la de anacardos.

Para que las donas queden crujientes, podemos enfriarlas en la nevera o, si es verano, en el congelador.

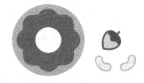

Tiempo de
preparación

2 min + 10 min
de la cocción
de los huevos

Conservación

2 o 3 días
en la nevera

Ingredientes

- 100 g de
queso fresco
batido o
yogur de
cabra u oveja

- 3 yemas
cocidas de
huevos de
gallinas en
libertad

- 1 cucharada
de vinagre de
manzana sin
filtrar

- Sal marina

FALSA
MAYONESA

La mayonesa es una de las salsas más utilizadas en España y, dentro de lo que cabe, de las más saludables. El inconveniente es que el aceite que se usa suele ser el de girasol, y, como ya sabemos, contiene gran cantidad de omega 6 que, en exceso, podría ocasionarnos inflamación. Una solución es hacerla con aceite de oliva virgen extra, pero el problema es que en muchas ocasiones se corta o el sabor es demasiado intenso. Mi propuesta es otra preparación más proteica, menos calórica y apta para embarazadas.

Elaboración

1. Batimos en un bol las yemas con el queso hasta formar una salsa con la textura de la mayonesa.

2. Añadimos la cucharada de vinagre de manzana, sazonamos con un poco de sal marina y seguimos batiendo para mezclar los sabores.

❋ MIS CONSEJOS ❋

Podemos utilizarla para hacer ensaladilla,
para acompañar los platos de carne, de pescado,
para ensaladas...

❁

Las claras se pueden usar para completar
ensaladas o una ensaladilla en el momento.
No se conservan bien en la nevera una vez
retiradas la cáscara y la yema.

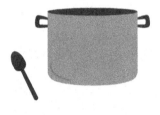

Tiempo de preparación

15 min +
remojo

Conservación

3 o 4 días
en la nevera

Ingredientes

- 1 taza de agua

- ½ taza del vegetal (almendra, avellana o avena)

- Esencia de vainilla (opcional)

- Canela en polvo (opcional)

- Cacao en polvo (opcional)

BEBIDA VEGETAL

Estas bebidas apenas aportan nutrientes porque contienen sobre todo agua más un pequeño porcentaje del vegetal del que se componen. En el caso de que nos siente mal la leche, pueden ser una buena alternativa, y más si las hacemos en casa.

Elaboración

1. Calentamos el agua y ponemos a remojo el vegetal que prefiramos durante al menos 4 horas.

2. Una vez transcurrido el tiempo, trituramos con ayuda de una batidora y colamos con un colador de tela.

3. Agregamos esencia de vainilla, canela o cacao en polvo a nuestro gusto.

❋ MIS CONSEJOS ❋

La pulpa que se queda en el colador se puede utilizar para hacer bizcochos, añadir como topping al yogur o preparar algún pan rápido.

◦

Si tenemos crema de frutos secos —almendra, anacardos, avellana...—, podemos hacerlo todavía más fácil. Solo debemos mezclar 2 cucharadas soperas con 1 l de agua, agitar y listo.

◦

Si hacemos mucha cantidad, se puede congelar sin problema.

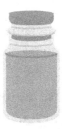

Tiempo de
preparación

20 min +
20 min de
horneado

Conservación

2 días
en la nevera

- 2 zanahorias
- 50 g de queso de cabra u oveja rallado
- 1 huevo
- Orégano
- Albahaca
- Aceite de oliva virgen extra
- Sal marina

BASE DE PIZZA DE ZANAHORIA

Como siempre digo, con la alimentación antiinflamatoria se puede comer de todo. Con esta receta vemos cómo hacer una pizza de la forma más saludable y con verdura. En este caso, está hecha con zanahoria, pero se puede sustituir por calabacín, brócoli o coliflor, entre otras.

Elaboración

1. Pelamos, picamos y escurrimos las zanahorias con un trapo. Mezclamos con el huevo, el queso rallado y especias al gusto.
2. Extendemos la masa en un papel vegetal, previamente engrasado con aceite de oliva virgen extra.
3. Precalentamos el horno a 180 °C, con calor arriba y abajo, y horneamos durante 20 minutos.
4. Añadimos los ingredientes que queramos y horneamos otros 10 minutos más.

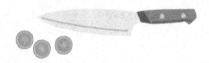

❋ MIS CONSEJOS ❋

A mí, a la base me gusta ponerle tomates
cherry partidos por la mitad, jamón cocido
de más de un 85 % de carne y unas lonchas
de queso de cabra u oveja.

Si hacemos más cantidad, podemos desayunar
al día siguiente un par de trozos. Es una delicia.
Parece que está incluso mejor.

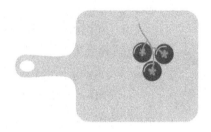

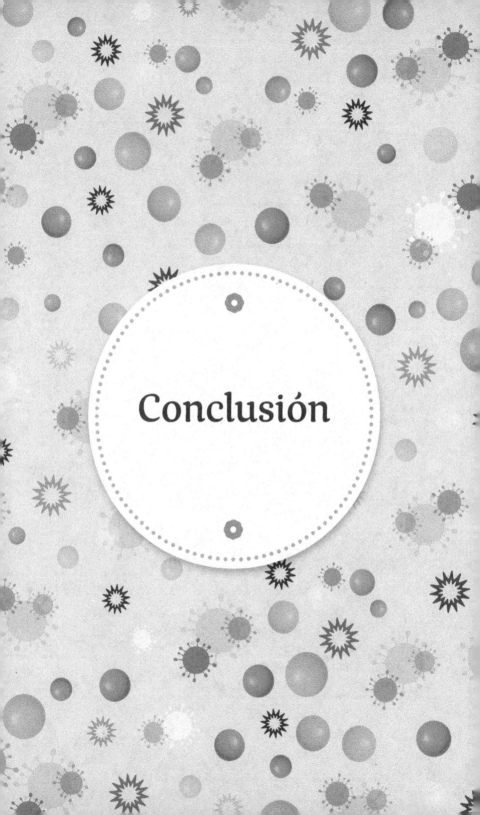

Conclusión

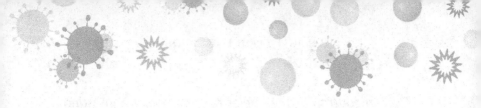

A quí termina el libro, espero haberte impulsado a establecer un hábito saludable para siempre. Que la alimentación antiinflamatoria no sea una dieta que tengamos que seguir en un tiempo determinado, sino que, una vez que empecemos, forme parte de nuestra vida al ser conscientes de lo mucho que nos está ayudando.

Conocer lo que es la inflamación, comprender todas las consecuencias que tiene en la salud, darnos cuenta de que prácticamente todos estamos inflamados y saber que se puede mejorar mediante una alimentación sana, que podemos seguir con toda la familia, sin necesidad de pasar hambre, disfrutando de la comida y variando los menús, es algo que nos puede impulsar a que esto sea posible.

Yo lo conseguí de esta forma.

La gran mayoría de mis pacientes comienzan este tipo de alimentación con el objetivo único de perder peso. Por eso, durante todo el proceso, hago lo posible para que empiecen a valorar otros factores que están mejorando junto con la pérdida de peso.

- Nos encontramos con mejor actitud (relación intestino-cerebro).

- No tenemos tantos dolores en nuestro día a día (reducción de la inflamación).

- Los parámetros en la analítica mejoran conforme pasa el tiempo.

- Tenemos más orden en las comidas, lo que reduce el estrés.

- Mejoramos nuestra composición corporal, es decir, perdemos grasa y mantenemos o aumentamos masa muscular.

- Al estar más nutridos, nos sentimos más saciados y disminuyen los episodios de ansiedad por la comida.

- Prevenimos patologías crónicas tan comunes hoy.

- Mejoramos el avance y los síntomas de ciertas enfermedades o desajustes hormonales, ganando en calidad de vida.

- Reducimos la medicación crónica.

- Establecemos un hábito saludable en casa que ayudará a la educación nutricional que están recibiendo los más chicos.

Si te dicen que conseguirás todos estos cambios y ves que suceden conforme pasa el tiempo, te aseguro que no abandonas jamás esta alimentación que te ayuda a vivir mejor.

Si solo nos fijamos en el número de la báscula, nuestro principal objetivo va a ser que baje lo más rápido posible. Nos restringiremos al máximo reduciendo cantidades y nos castigaremos día tras día por no ser perfectos. Estas dietas siempre serán pasajeras, pues en muchas ocasiones pensaremos que nos da igual tener unos kilos de más y en otras nos sentiremos mal por no haber llegado al objetivo.

~~~~~~~~~

Esto inflama y enferma.
Mi consejo es que empieces con pequeños cambios cuanto
antes, y qué mejor que hacerlo con el reto gratuito.

https://nutricionate.com/reto-libro/

La alimentación antiinflamatoria será la medicina del futuro,
te lo aseguro.
Gracias por leerme, de <3.

~~~~~~~~~

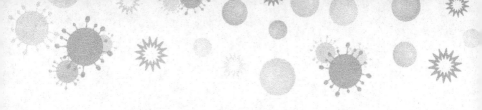

AGRADECIMIENTOS

Escribir este libro ha significado mucho para mí.

Gracias...

A mi familia, por darme los valores que hoy tengo y hacer que luche por mis sueños.

A mi marido, Alberto, por motivarme a seguir cuando ni yo misma creía que era posible.

A mi abuelita, por hacer que cada día quiera superarme.

A mi equipo de Nutriciónate, por hacer que sea posible todo.

Y por supuesto, gracias a todas las personas que cada día confían en mí, ponen su salud en mis manos y siguen los consejos que les doy.

Gracias a su apoyo y a mi esfuerzo, acabo de terminar las últimas líneas de mi proyecto.

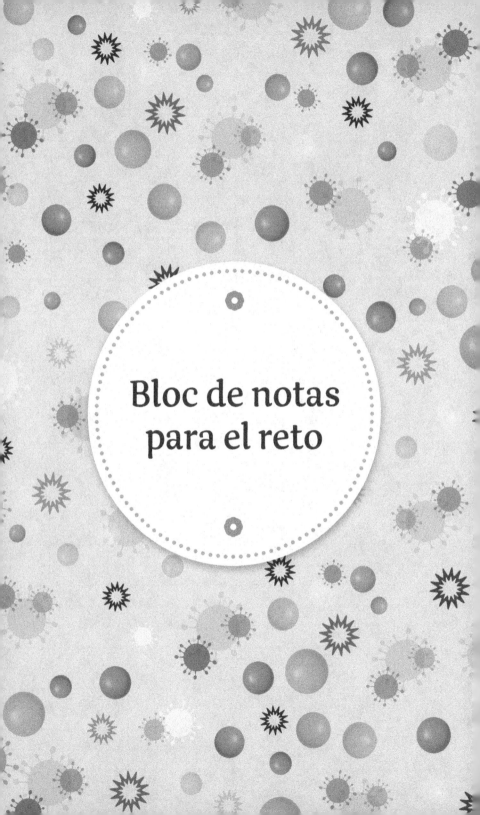

Bloc de notas
para el reto